LA NIÑA AMANDA

Geraldine Norte Lanza

Autora: Geraldine Norte Lanza

Primera edición: noviembre 2019

DEDICATORIA

Para ustedes, ya saben quiénes son,

los más importantes de mi vida…

AGRADECIMIENTO

Agradezco a los personajes reales de este libro por existir y enseñarme tantas cosas, a los que no son reales les agradezco por darle forma a la historia.

ÍNDICE

PRÓLOGO

Amanda nació en un hogar campesino, rodeada de carencias, pero también del espontáneo cariño familiar y de una naturaleza exuberante que a diario le entrega cautivadores paisajes, sonidos y emociones. Ella tiene siete años y es feliz, cuenta con toda una vida por delante; hasta que un agresivo tumor de Wilms, con nefrectomía bilateral, se interpone en sus ensoñaciones infantiles.

La niña Amanda es la crónica en primera persona de los días que siguen a aquel nefasto diagnóstico. Es el testimonio emocional, íntimo, de los pasos que sigue la protagonista, obligada a una prematura cuenta regresiva, justo cuando apenas comienza a percibir el sentido pleno de ser, de estar, aferrada ahora a la promesa incierta de un nuevo día, disputada a las agujas, a los monitores, al dolor, a la tristeza, a la quimio.

Geraldine Norte ha logrado constituir con esta obra un álbum tierno y vibrante en el que se plasma la inocencia, la ternura, la empatía, y en el que, de modo puntualmente imparcial, esboza el entorno psicosocial de Amanda, que es el nuestro. Basado en un hecho real, *La niña Amanda* está lejos de ser un libro de marchitas fatalidades; en cambio, sus páginas son una afirmación acerca del valor de la vida, un testimonio en torno a la importancia del amor, un tratado que describe el impacto de la bondad, una irrefutable apología enfocada en la trascendental relevancia de lo simple. Amanda es una magistral lección de vida.

Ariel Barría Alvarado
Panamá, octubre de 2019

CAPÍTULO 1

El día está lindo para salir a jugar, me gustaría bañarme en la quebradita que está cerca de la casa, pero siento que no tengo fuerzas. Mi mamá me dijo que me aliste para almorzar, pero tampoco tengo hambre. Si no como se enojará conmigo, porque siempre me dice que la comida no se bota; además, si no hago caso me la guardará para la cena, porque ya mañana se la tendrá que dar a Max.

Max es uno de los perros que vive fuera de la casa y que, por cierto, no me gusta porque ladra demasiado y me asusta.

—Amanda, ven a comer, ya está listo el almuerzo.

—Mamá, no tengo hambre.

—Amanda, ven a comer; si no, Max se va a comer tu comida.

No me quedó otra que ir a comer. Bueno, sentarme frente al plato de arroz con porotos y salchichas y mirarlo; ese olor me da ganas de vomitar, quiero llorar y no lo puedo evitar.

—Amanda, y ahora, ¿por qué lloras? A ti te encanta el arroz y las salchichas. Ligerito ve comiendo, que tenemos que llevarle la comida a tu papá y a Pedro al campo, deben ya tener hambre de tanto machetear y si no llegamos a tiempo, tu papá me va a reclamar y hoy no quiero reclamos de nadie.

—No quiero comer.

—Amanda, más te vale que comas; si no, te vas a quedar sentada hasta que yo regrese de llevarle la comida a tu papá y a tu hermano, o hasta que comas.

Yo solo lloraba; de verdad, no tenía hambre, prefería que se lo dieran a Max.

—Hija mía, esta lloradera me atormenta. Si sigues así te voy a llevar al doctor para que te ponga una inyección. Además, estás flaca y revejía, si no comes no tendrás fuerza.

Mi mamá se enojó conmigo y llamó a la tía Julia para que me vigilara mientras iba a llevar la comida de papá y de mi hermano. Me dijo que no me levantara hasta que acabara el plato, así que me recosté un rato en la mesa y creo que me quedé dormida, porque solo sentí cuando mi mamá me despertó. No sé cuánto tiempo estuve ahí, pero quería seguir durmiendo. Tía Julia ya no estaba o por lo menos no la vi; mi comida se la dieron a Max. Ese perro siempre tiene hambre.

Mi mamá está preocupada porque ya viene la escuela y hay que comprar uniformes para Pedro, no le quedan los del año pasado, dice mi mamá que se estira por minuto, ya usa hasta los zapatos de papá. Mamá dice que mañana temprano vamos a ir al pueblo a comprarlos o a ver si conseguimos los de mis primos, que le pueden quedar si se arreglan para que no haya que gastar plata, siempre repite eso, que la plata no alcanza.

—Amanda, despierta, hay que arreglarse, vamos al pueblo.

—No quiero ir, quiero dormir diez minutos más.

—Mira, chiquillita, levántate que se me hace tarde para luego hacer el almuerzo, ya la yegua de la tía Julia está lista, y si no la agarramos ya, no nos la va a prestar y nos tocará irnos caminando al pueblo.

—Cinco minutos más, es de noche.

Solo sentí un grito de mi madre y no me quedó otra que ir a bañarme. Mi mamá me dijo que ella me ayudaba para ir más rápido, pero yo no quiero que me bañe, me restriega muy duro y me duele detrás de la oreja cuando me limpia. Tengo sueño, no tengo hambre tampoco, pero seguro me dará algo para que vaya comiendo en el camino.

—Amanda, ¿hace cuánto no vas al baño?

—No sé.

¿Cómo que no sabes? Esta panza que tienes está muy grande y te siento una bola por aquí, seguro que estás llena de pupú. Hoy mismo agarro una papaya del patio y te la vas a comer, aunque sea la mitad.

—No me acuerdo, mamá, creo que hice hace como cinco días.

— ¿Y por qué no me habías dicho?

—No me preguntaste, no me acuerdo, mamá.

—Bueno ligerito, vístete que nos vamos.

No vi a papá ni a Pedro, ya se habían ido a machetear; mi papá siempre se lleva a Pedro para que aprenda y así ganar más plata, él tiene once años; mi papá no quiere que acabe la escuela para que trabaje con él, pero mi mamá insiste en que acabe por lo menos sexto grado.

Mamá me subió en esa yegua que la última vez me tumbó, pero mejor en este animal que caminar. Dejamos a la yegua cerca del pueblo, así que caminamos otro rato, paramos donde el tío Juan, a buscar los uniformes a ver si le quedan los de mis primos. La tía Pachita nos abrió la puerta, andaba moliendo maíz, y fritó unos almojábanos, sacó un queso y café para que comiéramos. El café no me gusta, huele raro, pero me dice la tía que me va a dar energía que me veo lenta. Me comí lo que me dio, pero me sentí revuelta y por ahí mismo fue todo para afuera; mi mamá le dice "gómito".

La tía Pachita se asustó y me acostó en la hamaca. Me dijo que me tomara un té de mastranto, eso huele peor que el café, pero me lo hizo tomar de todas formas. Me quedé en la hamaca, mis primos no están, solo la tía y mamá. Las escucho hablar en el portal de la casa.

—Mina, ¿qué le pasa a Amanda? La veo escuálida, pálida…

—No sé, lleva semanas sin querer comer, es una necia y como no come no caga. Hoy le sentí una pelota, segura que está llena de pupú.

—Deberías llevarla al doctor.

—No tengo plata.

—Yo te presto, no la veo muy bien, se ve debilucha.

—Bueno, arreglo lo de los uniformes y paso al centro de salud para ver si la pueden ver.

Mamá vino a buscarme y las cosas me dan vueltas; dice la tía Pachita que el tecito me va a caer bien. Revisó los uniformes de mis primos, puede que le queden a Pedro, cabemos dos o tres Amandas ahí, pero dice que ella lo arregla y así se ahorra comprar unos nuevos. Estamos caminando al centro de salud a ver si el doctor me puede ver; la fila es larga, yo me senté en la acera mientras mi mamá espera el cupo con el doctor.

Creo que ha pasado más de una hora, algo así, dice mamá que le dijeron que no había espacio ya y que el doctor me veía la siguiente semana por algo que mi mamá no logró entender bien. Ya es casi hora de almuerzo y seguimos en el pueblo; mi mamá me acelera porque la comida de papá y de Pedro ni la ha hecho, dice que tendremos que apurar a la yegua.

Pasamos por casa de la tía Pachita, mi mamá le dijo que el doctor me vería la semana que viene, nos dio masa de maíz para que lleváramos a casa y unos chicharrones. Dice mamá que eso mismo le va a llevar a papá y a Pedro, que compartan y que la cena será entonces más consistente. Tía Pachita me dio un beso en el cachete y me preguntó si quería más té de mastranto, pero mi cara tuvo que decirlo todo porque se echó a reír.

—Mina, agarra estas hojas de mastranto y llévatelas, cuando Amanda esté maluca de la panza se las das

Nos despedimos y caminamos hacia donde estaba la yegua. Hace mucho calor; el animal está amarrado a un palo de mamón, me gustan los mamones, debería recoger, pero mamá está apurada. Me toca cargar la bolsa de la comida. Mamá apuró a la yegua, la pobre ya no puede correr más, debe tener hambre o estar cansada como yo. Nos fuimos directo al campo a buscar a papá y a Pedro.

—Por fin llegas, mujer, muero de hambre.

—Bueno, Vitolio, se hace lo que se puede, aquí te manda Pachita, nos demoramos en el pueblo porque tuve que llevar a Amanda al doctor.

—¿Al doctor? Y eso, ¿cómo para qué? Además, no tenemos plata.

—Pachita me prestó plata para llevarla, dice que la ve escuálida y pálida. Yo la siento panzona, debe estar llena de pupú, porque lleva rato que no va del cuerpo, pero ella insiste en que la ve pálida, además que le ha "gomitado" todo el portal.

—Yo la veo bien, ¿qué dijeron allá?

—No la vieron, el doctor no tenía cupo, pero la ven la semana que viene.

—Bueno, a tratar que cague la niña, pues, a ver si mejora.

—Ya nos vamos, a que coma algo, y le daré papaya para ver.

Mamá saludó a Pedro y le dio un beso en la cabeza, Pedro le dijo que estaba cansado y que papá nunca para, que él no quiere ir más. Mamá le dio ánimos y regresamos a entregar la yegua a la tía Julia, que estaba protestando porque nos habíamos demorado mucho. La casa de la tía Julia queda a diez minutos caminando de la nuestra, es la otra hermana de papá, es vieja y gruñona, su piel está muy arrugada, tiene pelo gris largo y los ojos oscuros que me da miedo cuando me mira y me regaña. La vez pasada me regaló una muñeca, así que no debe ser tan mala como dice Pedro, creo que Pedro le hace maldades. Un día tiró una piedra con un biombo y le pegó a ella y se puso tan brava que los gritos se escuchaban en nuestra casa.

Cuando llegamos, mamá me dio el arroz que sobró de ayer y un pedazo de chicharrón, del de tía Pachita. Algo comí, pero seguía revuelta y, para acabar de rematar, mamá me sirvió un plato gigantesco de papaya. No me quedó otra que comérmelo.

Ya son las siete de la noche más o menos, me acosté a dormir porque tenía sueño, el viaje al pueblo me cansó demasiado. Apenas van saliendo los rayitos de sol ya canta el bendito gallo, es necio, es más viejo que yo, dice mamá que tiene como seis años con nosotros, pero que pronto lo hace en sopa, pero papá no la deja, le gusta que lo despierte temprano para salir a machetear. Mamá hizo tortillas con la masa de maíz de la tía Pachita, me gustan las tortillas, así que me comí una y salí a jugar, ella me ve desde el portal. Me gusta recolectar piedras y flores, solo que las flores son todas amarillas, hay un árbol cerca que florece pocas veces al año y luego se le caen las flores y toda la tierra se ve bonita, así que juego que es una cama y me acuesto en la tierra, lo malo es que después el árbol queda pelado y no da sombra por un tiempo. Quiero que Pedro esté conmigo para que me acompañe a la quebradita; mamá no me deja ir sola, me gusta jugar en el agua. Estaba jugando y me dieron ganas de ir a la letrina, mamá tampoco me deja ir sola porque dice que me puedo caer dentro, así que tuve que gritarle para que me acompañara.

—Amanda, está la papaya haciendo efecto. ¡Padre Santo! ¿Todo eso tenías dentro? Con razón esa panza.

Mañana es sábado y Pedro no va con papá al campo, así que podemos ir a la quebrada, el río está cerca pero hay que caminar más, así que por eso siempre nos bañamos en la quebradita.

Luego de llevarle el almuerzo a papá y a Pedro fuimos donde la tía Julia. El tío José se sintió mal en la noche y no fue a trabajar, mamá quería saber si necesitaba algo para ayudarlos. La tía Julia preparaba café, no sé cómo les gusta tomar tanto, debe ser cosa de grandes. Me puse a jugar con Pelusa, la gata amarilla a rayas de la tía, me gustan los gatos, pero mamá los odia, dice que son traicioneros pero no sé qué significa eso. Max y Pelusa también se odian, Pelusa arañó a Max una vez y tiene una marca cerca del hocico.

Parece que el tío José tenía dolor de cabeza fuerte; dice la tía que es porque no se había tomado las pastillas de la presión.

CAPÍTULO 2

Ya mañana toca ir al doctor en el pueblo, mamá dijo que me tenía que levantar temprano para no perder el cupo, así que dejó la ropa arreglada desde hoy, yo no quiero ir, no quiero inyección.

La tía Julia nos fue a dejar la yegua desde las seis de la tarde para que no tuviéramos que ir a buscarla por la mañana; creo que la tía Julia es buena y no como dice Pedro. Papá quería ir con nosotras, pero dice que mañana hay mucho trabajo y que no le gustan los doctores, así que vamos mamá y yo. No entiendo por qué tengo que ir, con la cantidad de papaya que mamá me da, ya voy mejor del cuerpo, pero dice que estoy panzona y escuálida, pero no sé cómo pueden ser las dos cosas a la vez. Ojalá no vayamos donde la tía Pachita, no quiero las hojas de la vez pasada. Ya me quiero ir a dormir, tengo frío, mamá quiere que coma bastante hoy para que el doctor me encuentre fuerte, pero no tengo ganas, estoy llena del sancocho del almuerzo.

—Amanda, niña linda, despierta que hay que arreglarse.

—Cinco minutos más.

—No, señorita, despierta que no quiero llegar tarde.

—Mamá, es de noche.

—¡Amanda!

Los gritos de mamá se deben de escuchar lejos, no me gusta que grite, no me quedó otra opción que levantarme y arreglarme, ni ha salido el sol, ni el gallo ha cantado. Papá y Pedro ya desayunan, café con queso blanco, papá lo pone dentro del café, no sé cómo le gusta eso. Ya es la última semana que Pedro va con papá porque la próxima empieza sexto grado. Mamá tiene los uniformes listos, yo quiero ir a la escuela, suena divertido, aunque Pedro dice que es aburrida y que no sabe para qué le sirve dar Estudios Sociales, yo no sé qué es eso, pero él siempre lo dice.

Mamá me arregló rápido y me dio un pedazo de pan con queso, escuché cantar al gallo, canta muy duro, seguro despierta a la tía Julia y al tío José. Nos despedimos de papá y de Pedro y subimos a la yegua. Mamá le dejó el almuerzo preparado a papá y a Pedro porque dijo que no sabía cuánto íbamos a demorar por el pueblo. Ya se ve salir el sol, está fresca la mañana y mamá me puso un abrigo celeste de esos que tienen capucha. Llegamos a dejar a la yegua en el palo de mamón, aproveché para agarrar uno, pero mamá dice que cuidado se me va la pepa y me atoro.

Caminamos hasta el pueblo, no pudimos pasar por donde la tía Pachita, me salvé del agua de hojas raras. Llegamos al centro de salud y no hay tanta fila, así que mamá se puso contenta. Nos dijeron que esperáramos sentadas, que el doctor aún no llegaba. Pasó un rato y están llamando por números, tenemos el número cinco, mi edad, debe ser de buena suerte entonces. Mamá no me deja pararme de la silla porque dice que después me la quitan, deben haber pasado como cuarenta minutos y escuchamos nuestro número. Mamá me agarro de la mano y me apretó fuerte, no sé por qué si no iba a ir a ningún lado. Mamá es la que manda, hasta en la casa, papá no hace nada si ella no lo aprueba.

Entramos a un cuarto que le llaman consultorio, nos recibió un señor mayor, con barba blanca corta y con poco cabello, con una bata blanca y tenía la sonrisa bonita. Nos dio los buenos días y nos indicó que nos sentáramos.

—¿En qué las ayudo?

—Hola, doctor, mire que Amanda lleva semanas sin querer comer, quiero que le mande vitaminas o algo, además esta chiquillita al no querer comer no hace del cuerpo nada, le siento una pelota en la panza.

—¿Ha perdido peso?

—Está escuálida, así que creo que sí.

—¿Ha tenido fiebre?

—Ella siempre está caliente, pero allá arriba el sol calienta que da un gusto.

—¿Vómito?

—Mire que sí, la vez pasada "gomitó" todo el portal y varias veces.

—Vamos a examinarla.

Mi mamá me agarró por la mano y me acostó en una camita alta que tenía el doctor, se puso un aparato en las orejas y me escuchó el corazón. El doctor me sonreía, me dijo que me parecía a mamá. Me tocó la panza y me preguntó si me dolía, yo le dije que no con la cabeza. No me gusta hablar mucho con las personas que no conozco, soy como papá.

—¿Desde cuándo tiene esta masita en la panza?

—Yo me di cuenta hace como dos semanas, pero tenía cinco días que no hacía caca y luego le di papaya y casi no se la sentía. Cuando no hace del cuerpo se siente más. También le dimos mastranto a ver si le mejoraba esa panza.

El doctor cambió la cara, ya no sonríe, debe ser que se enojó porque no le hablé, pero me da pena hablar. Nos sentamos nuevamente en las sillas frente a la pequeña mesa del doctor. Él nos dijo, mirando a mamá:

—Hay que hacer algunos exámenes de sangre y uno que se llama ultrasonido. El problema es que ese no lo hacen aquí en el pueblo, tiene que llevarla a la ciudad y le tengo que dar una referencia al pediatra de allá, pero sería bueno que cuando le toque la cita ya tenga los exámenes listos para ahorrar tiempo.

—Pero, doctor, ¿cuestan mucho?

—No se preocupe por eso, le hacen una evaluación por trabajo social y si no puede pagar el hospital de allá la ayuda. Pero hay que hacerlos, trate de no demorar en sacar la cita.

—Para sacar la cita, ¿tengo que ir a la ciudad?

—Sí, señora, trate de que le den la cita para el mismo día para que haga un solo viaje.

—¿El examen para qué es doctor?

El doctor me miró y volvió a sonreír, ya no estaba bravo conmigo, me dio un juguete que tenía en la mesita y llamó a mi madre a la camita donde me había revisado. Hablaban bajito, debe ser que le está diciendo que tengo que comer si no me van a tener que puyar, no me gustan las inyecciones, mamá se debe haber puesto triste porque vi que le salían unas lágrimas, pero se secaba y me miraba así como quien no quiere mirar para que no la viera llorando. Nunca había visto a mamá con lágrimas, debe ser que el doctor la asustó con las pinchadas que me tiene que dar.

Mamá se despidió del doctor y le dio las gracias, yo le hice adiós con la mano y me sonrió. Miré a mamá y le pregunté si me iban a chuzar. Mamá me dijo que sí, pero que sería en la ciudad.

—¿Hoy?

—No, Amanda, tendremos que ir otro día a David.

Me alegro de que no me vayan a chuzar hoy, pero mamá sigue triste. Fuimos caminando a buscar a la yegua, hay unos mamones en el suelo y los metí en el bolsillo del abrigo sin que mamá me viera porque si no me va a decir que se me va a ir la pepa al pescuezo. Mamá no quiso pasar a casa de la tía Pachita, dice que quiere ver rápido a papá. Mamá no me habló en el camino, yo creo que me porté bien, pero pienso que no quiere ir a David y por eso está así.

Ya es casi medio día, hace calor, si me quito el abrigo se me caerán los mamones y mamá me va a regañar. Llegamos a casa de la tía Julia primero:

—¿Cómo les fue? —preguntó la tía.

—Bien —dijo mamá.

—No me chuzaron —respondí.

Mamá le dijo a la tía Julia que me cuidara un rato mientras ella iba a buscar a papá y la tía le acompañó hasta la salida de la finca, a lo lejos vi a mamá triste de nuevo. Encontré la muñeca que estaba buscando hacía semanas, me gusta el cabello que tiene, es claro, el mío es negro y mamá siempre me tiene en trenzas porque dice que está largo y así no se me pegan los piojos que Pedro agarra en la escuela, al pobre le pusieron gasolina la vez pasada porque eran demasiados, y así se murieron.

Vine caminando a la quebrada, me gusta este lugar, vivimos cerca del cerro Hornito de Gualaca, eso dice papá. Me puse a tirar piedritas al agua y creo que se me pasó el tiempo, tengo hambre, pero está divertido acá. Escuché la voz de mamá llamándome, dice que vaya a almorzar, la tía Julia cocina rico y creo que al tío José le debe gustar su comida porque tiene una panza más grande que la mía.

La tía Julia me dio arroz con puntitos negros, me gusta el olor, y un pedazo de gallina guisada más tajadas. El tío José tiene varias matas de plátano en el patio, pero tuvieron que poner una cerca de un alambre que pincha porque se los llevaban y el tío salía corriendo con el machete a perseguir a los chiquillos que se los roban, una vez se cayó y dice que se golpeó duro. Comí casi todo. Mamá y la tía hablan. Mamá dice que pronto irá a la ciudad a buscar la cita, parece que es la cita para que me chucen. Estoy cansada, quiero dormir, voy a la hamaca del tío Juan que solamente me la presta a mí, dice que soy su sobrina favorita.

CAPÍTULO 3

Me estoy despertando y ya hay sol, hoy no escuché al gallo. Mamá no está, la tía Julia es la que está en casa, me dijo que mamá se había ido a David a buscar una cita, desde que fuimos al doctor la semana pasada solo habla de eso, de la plata para el pasaje de la chiva, de la yegua, de los papeles que no se le quedaran, papá trabajó un poco más para recolectar la plata. Pedro ya se fue a la escuela, empezó ayer, el uniforme de los primos le quedó bien, no alcanzó la plata para los zapatos así que usó las cutarras de papá, el tío José le cortó el pelo cortito, dice él que como militar para que no se le peguen los piojos.

—Amanda, buenos días. ¿Quieres una tortillita? —me pregunto la tía Julia.

—Sí quiero.

—Siéntate aquí conmigo, yo creo que lo que tienes son lombrices, después que te comas la tortilla te tomas esto que te preparé.

—¿Qué es?

—Un juguito de miel, limón, ajo y hierbabuena.

Comí la tortillita, estaba buena, el vaso de la tía Julia no se veía rico, el olor no me gusta, pero tuve que tomarlo, casi "gomito". Ya se me pasó la revoltura, así que voy a salir a jugar, resulta que aparecieron unos cachorritos, dice papá que son hijos de Max. Son dos, uno negro y uno gris con negro. Me gusta el negrito, se llama Iker, es juguetón, me lame los pies y me da risa, quiere correr todo el tiempo pero yo me canso más rápido que él.

He jugado todo el día con Iker, lo llevé a la quebrada, se la pasó oliendo hormigas y escarbaba la tierra. Pedro llegó de la escuela, dice que está cansado de tanto caminar, la escuela le queda como a cuarenta y cinco minutos de la casa, dice que no tiene mucha tarea y que va a jugar conmigo y con Iker. La tía Julia nos dio almuerzo, hizo una paila grande de sancocho en el patio, con arroz blanco, usa leña que el tío José le corta, es experta prendiendo la leña, por suerte hoy no escuché cómo mataban a la gallina, no me gusta ese ruido. La presa favorita del tío es una que le dicen encuentro y la de papá también, así que siempre se la pelean, a mí siempre me dan el muslo.

Ya es de noche, papá llegó cansado, estamos todos en mi casa pero mamá no ha llegado y tengo sueño, Pedro juega con un balón viejo de fútbol y yo tengo sueño, no quiero dormir sola, mamá siempre se acuesta a mi lado hasta que me duerma, me voy a acostar en la hamaca hasta que llegue.

Escucho a Max ladrar muy fuerte, no sé dónde estoy, creo que, en la cama, me debí haber quedado dormida, mamá me dio un beso en la cabeza y me dijo que siguiera durmiendo, tengo frío.

Escucho a mamá y a papá hablar, cuando abrí los ojos mamá lloraba, papá tenía cara de preocupado, Pedro se arregla para ir a la escuela, el gallo canta muy fuerte, ojalá lo regalen al tío José para que no se escuche tanto, además dice mamá que se come todo el maíz. Mamá se está secando la cara y papá está por irse con su machete.

—Hola, hija —dijo mamá.

—Hola, mamá, ¿estás triste?

—No, hija, ya saqué tus citas, son en quince días. La tía Julia te dejó un jugo para que te lo tomes, dice que son para las lombrices.

—No quiero, sabe mal.

—Te lo vas a tener que tomar, así la pelota se desaparece y ya no tendremos que ir a la cita.

No pude evitar llorar, eso sabía muy mal, me revuelve.

—No llores y ven a bañarte.

Los días pasan lento, mamá y papá me preguntaban todos los días si iba bien del cuerpo, mamá me sigue dando papaya y la tía Julia me trae jugos raros todos los días. Falta un día para las citas que dice mamá, la tía Julia decidió acompañarnos a la ciudad, dice que tenemos que salir de madrugada para llegar a tiempo, no hay familia allá, así que hay que irse temprano y regresar a casa cuando acabemos todo. Mamá dejó todo listo y me mandó a dormir temprano. Yo me siento la panza más grande pero no me duele nada. Dice mamá que mañana será un día largo.

No sé dónde estoy, veo borroso, ya logro ver la cara de mamá, está dormida. Estamos como en una chiva, la tía Julia está sentada al lado nuestro, no sé cómo llegamos aquí, todavía es de noche, no está Pedro ni papá.

—Amanda, despierta, escuché la voz de mamá.

El sol me pega en la cara, nos bajamos de una chiva que nos dejó en la terminal de la ciudad de David, yo nunca he estado en la ciudad, se ve diferente al pueblo. Dice mamá que hay que agarrar un bus que nos lleve al hospital así que hay que esperar que salga. La tía Julia está comprando una chicha y unas empanadas de un carrito. En eso llegó un busito que nos dijeron que pasaba frente al hospital, subimos y tuvimos que ir paradas pues iba lleno. De repente alguien nos dijo que ese era el hospital y nos bajamos del busito. El hospital es mucho más grande por fuera que el centro de salud. Tiene una torre de ventanas, creo que hay seis, mamá me enseñó a contar pero a veces me enredo. Me dice que camine ligero y me agarra la mano fuerte, ella no entiende que no me voy a soltar.

La tía Julia preguntó dónde está el laboratorio y le señalaron con la mano un pasillo, es una señora gorda vestida de blanco con un sombrerito cómico en la cabeza. Hay fila, no tan larga, mamá entregó el papel y le dijeron que nos llamaban, me senté en una silla, al lado había una señora dando teta a un niño con una cabeza grande, no había visto una cabeza tan grande, ese niño debe pensar mucho, eso me dice papá, que cuando una piensa mucho la cabeza se pone grande. Tía Julia y mamá no hablan mucho, miran todo alrededor, al rato dijeron mi nombre: Amanda González Candanedo. Mamá me agarró y fuimos donde el señor que había llamado me dijo que me sentara en las piernas de mamá, me puso una liga en un brazo, me duele y me puse a llorar, también dice que cierre la mano, mamá me agarra fuerte. Yo no quiero "puya puya", me sacaron la sangre y la pusieron en varios frascos con tapas de diferentes colores, una es naranja, dos morados, uno verde y uno amarillo. Mamá le preguntó al señor dónde era la otra cita que decía el papel y el señor le explicó. La tía Julia está fuera esperándonos, al verme llorar me dio un abrazo y me sobó la cabeza. Me dijo que pronto va a pasar el dolor. Caminamos a otro lugar dentro del hospital, hay muchos niños por todos lados, parece que no soy la única que no quiere comer y que está panzona. En una ventanita la tía Julia entregó un papel, nos dijeron que nos llamaban como en una hora así que nos fuimos a sentar. Tengo sueño ya.

Estoy cansada, me senté sobre mamá, sentí que me tocó y me dijo que ya era el turno de ir, creo que me quedé dormida. Nos hicieron pasar a un cuarto con una señora que tiene una camisa rosada y el pantalón del mismo color, le dijo a mamá que me pusiera una batita para que fuera más fácil hacer el estudio. Pensé que era una cita y no que tenía que estudiar, yo nunca he estudiado antes, por suerte está mamá. A la tía Julia la dejaron fuera. Mamá me vistió y pasamos a una camita donde me acostaron, creí que era para dormir, pero vi unos aparatos raros como con televisores. La señora me dijo que me iba a poner algo en la panza y que está frío, era como una gelatina y luego me pusieron en la panza un palo redondo. La señora veía la pantalla de la televisión, solo se veía blanco y negro, me toca toda la panza y también la espalda. Luego de mucho rato de andarme tocando la panza la señora de la camisa rosada nos dijo que esperáramos que ya venía de vuelta. Al rato llegó con un señor medio chino con una bata blanca, hizo lo mismo que la señora, me puso más gelatina fría en la panza. Ya estoy cansada, me quiero ir a mi casa. En eso el señor chino habló:

—¿Usted es la mamá de Amanda?

—Sí, señor.

—Yo soy el doctor Chen, estoy viendo una pelota que Amanda tiene, creo que viene del riñón, voy a preferir que se quede hospitalizada para seguir estudiando la masa. Voy a arreglar los papeles para dejarla en el hospital, y necesito llamar al cuarto de urgencias para que le busquen una cama.

—¿Hospitalizarla? ¿Una masa? ¿Qué es una masa? ¿Nos tenemos que quedar en el hospital a dormir? ¿Hasta cuándo?

Mamá no paraba de hablar, el señor chino le dijo a mamá que se calmara y que pronto le explicarán todo. El señor chino se fue a escribir en unos papeles blancos y a hablar por teléfono. Mamá no me habla, le corren lágrimas por la cara. Sabía que debía comer más, mamá tenía razón, seguro que me van a chuzar más por no querer comer, ella me agarró mi mano y me dijo que todo iba a estar bien.

El señor chino regresó, le dio unos papeles a mamá, dijo que nos quedáramos esperando que nos iban a llevar a urgencias en silla de ruedas.

Al rato llegó un señor con una silla de ruedas y me sentaron en ella, iba a pasear en la silla, me parecía divertido, pero mamá tenía cara de triste otra vez, cuando salimos de ese cuarto nos encontramos a la tía Julia, mamá la abrazó y le dijo algo que no escuché, a la tía se le pusieron los ojos más negros, los ojos que no me gustan, solo escuché que dijo que ella se encargaba de la casa. Llegamos al lugar que llaman urgencias, me hicieron pasar y una muchacha joven escribe en unos papeles, luego vino otra señora con el mismo gorrito blanco de la señora de la entrada. Me dejaron en la silla, llamaron a mamá y a tía Julia, la muchacha joven que vestía toda de blanco con una batita de colores le hablaba a ambas, las dos lloraban, no sé por qué, debe ser que como tenemos que dormir en el hospital mamá extrañará a papá y a Pedro, y la tía Julia no sé por qué llora, debe ser por ver a mamá triste.

Nos trajeron a una sala donde hay muchas camas, en cada cama había un niño, a mí me tocó la número once, la edad de Pedro, puede ser que no sea de tan buena suerte. No dejaron subir a la tía Julia por lo que nos tuvimos que despedir de ella abajo. Me dio un beso y le dijo a mamá que no se preocupara, que ella regresaba en dos a tres días para saber cómo iba todo. Yo pensaba que solo íbamos a dormir una noche, pero parece que no es así. Antes que saliera la luna, trajeron comida para todos los niños de la sala en un carrito, no tengo mucha hambre, pero algo tengo que comer. A mamá la llevaron a un lugar donde se puede bañar, arreglar y comer así que me dijo que me portara bien que ella regresa al rato. Tengo sueño, creo que mejor espero a mamá acostada. En la cama de al lado hay un niño que llora mucho, su mamá le da teta a cada rato, pero como que se cansó de llorar porque se durmió, tiene unas cosas blancas como algodón en toda la pierna, parece un algodón pesado, no sé qué es. Estoy cansada, mis ojitos se cierran, ya debe ser de noche.

CAPÍTULO 4

Sentí una bulla, abrí los ojos, pero aún veo borroso, mamá está a mi lado, tiene unas trenzas bonitas, me gusta su cabello, al verme me sonríe y me da los buenos días, quiero hacer pipí, pero no sé dónde estará el baño, seguro mamá sabe.

—Hola, mamá, quiero hacer pipí.

—Hola, Amanda, vamos que ya sé dónde está el servicio y por ahí mismo te baño. Me dijeron que tenemos que estar acá esperando al doctor para cuando pase y quiero que estés lista, mientras más rápido mejor, ligerito levántate.

Mamá tiene una batita en sus manos, igual a la que tenía puesta, pero está limpia y también una toalla celeste, le dieron un jabón blanco en forma de cuadrito, parece que huele rico. Acá no hay letrina, si no de esos baños que tienen agua que desaparece al presionar una palanquita. El agua está más caliente que la de la casa, me restregó detrás de las orejas como siempre, debe ser que ahí me ensucio más. Caminamos a la cama once, el niño de la cama diez está llorando otra vez, debe ser que tiene hambre, mamá dice que los bebés lloran porque tienen hambre, su mamá se ve cansada, parece que ese niño se quebró una pierna, debe dolerle, puede ser por eso que llora.

Llegó el carrito de la comida, me dieron pan, mantequilla, avena, un jugo de pera y salchicha, no tengo hambre, pero si no como me quedaré más tiempo en el hospital, mejor trato.

—Mamá, ¿quieres salchicha?

—No, Amanda, come tú.

Traté de comer, pero ya no quiero más, el pan estaba suavecito, me gustó. No es tan malo estar en hospital. Mamá dice que pronto viene el doctor. Hay una televisión encendida, no tengo televisión en casa, el centro de salud también tiene, debe ser cosa de hospitales. Me gusta verla. Vi un señor con una bata blanca y dos más jóvenes con él con batas de colores, tienen un carrito con carpetas como la que usa Pedro para la escuela, pero estas parecen de metal, deben pesar. Empezaron por la cama uno, seguiré viendo la tele. Ya llegaron a mi cama, bueno, a la cama once, porque no es mía.

—Buenos días —dijo el señor doctor.

—Buenas —contestó mamá

—Amanda, ¿verdad?

Yo dije que sí con la cabeza, me quiero esconder detrás de mamá, pero ella está sentada en una silla de metal, parece que está fría la silla. El doctor le hace unas preguntas a mamá, pero no escucho mucho porque me gusta la televisión. El señor de la bata blanca me dijo que me acostara para tocarme la panza. Me revisó y también me escuchó el corazón. Le dijo a mamá que había que hacer unos exámenes más y que estaba esperando a algo así como el "locólogo". No sé qué es eso, no suena bien si está loco.

—Hay que programar una resonancia magnética, lo más probable es que sea entre dos a tres días, hoy tomarán unas radiografías del pulmón y otros exámenes de sangre —explicaba el señor doctor.

Los otros escriben en las carpetas, no me hablaron ni a mí ni a mamá, uno sí me sonrió.

—Amanda ha tenido fiebre, le vamos a colocar una venoclisis para que se mantenga hidratada y le colocaremos unos medicamentos por la vena.

Mamá pregunta mucho, parece que me van a chuzar más, no me gustan las puyas. El señor doctor dice que no sabe cuánto estaremos en el hospital, pero por lo que entendí vamos a demorar. Mamá está triste otra vez, creo que está aguantando las ganas de llorar, quiero llorar también. El señor doctor, con los otros dos de las batas de colores, pasó a la cama que sigue.

—Amanda, no vamos a salir pronto, hoy viene a vernos otro doctor y hay que hacer más estudios. No tengo muy claro qué son, pero vamos a demorar en el hospital.

—Me quiero ir con papá y Pedro.

—Yo también, amor, pero tenemos que esperar.

Me sacaron más sangre y me puse a llorar mucho, me llevaron en silla de ruedas al mismo lugar de ayer, pero esta vez me tomaron una foto del pulmón, eso me dijeron, pensé que iba a doler pero no me dolió. Regresamos a la cama once, está cómoda, la tele sigue prendida. El niño de al lado se llama Juanito, está dormido y su mamá se durmió en la silla fría, ella también tiene una.

El "locólogo" no vino, mamá fue a preguntarle a una señora que también tiene el gorrito gracioso, le dicen enfermera, ella me da la medicina para la fiebre, es joven, se parece a la prima Inés, una de las hijas de la tía Pachita, pero ella está en la capital estudiando en la Universidad, mamá dice que es una escuela grande. Cuando regresó de hablar con la enfermera me dijo que el "locólogo" viene mañana.

—Amanda, quédate aquí tranquilita que voy al hogar a ver si me dan un cafecito y trataré de llamar a la tía Pachita, a ver si sabe algo de papá y de Pedro.

Mamá se fue y me quedé viendo televisión, Juanito llora, su mamá debe estar cansada, lo carga todo el día. Tengo sueño, me gustaría estar en la hamaca del tío José, quiero ver a papá y a Pedro. Llegó el carrito de la comida, me sirvieron la cena en una bandejita, no me gusta el puré, también hay algo que parece carne, yo no sé usar el cuchillo, voy a esperar a mamá.

—Amanda, Amanda…

Escucho mi nombre como a lo lejos, es la voz de mamá, pero mis ojos están pesados, no logro abrirlos bien, siento que me cargan y me llevan al baño para que haga "pis", ya estoy de vuelta en la cama. Abrí los ojos y ya es de día, mamá ya estaba bañada, con una trenza larga, mirando por la ventana hacia el pasillo.

—Buenos días, mamá.

—Hola, hija, dormiste bastante. Vamos a alistarte que ya debe venir el doctor.

Luego de bañarme y regresar a la sala, el señor doctor de la bata blanca está por la cama tres, a la niña que está ahí, dice mamá que le operaron la panza, se va hoy a su casa. Yo también me quiero ir a la mía. Cuando llegó a mi cama, bueno la once, nos dijo que la resonancia es mañana y que también me tiene que ver el "locólogo".

El día transcurrió sin mayores eventos, le dijeron a mamá que no puedo comer nada después de las seis de la tarde porque el estudio que falta es bien temprano y debo estar en ayunas. Solo sentí que me despertaron de noche y me llevaron en una camita con ruedas por unos pasillos. Llegamos a un lugar que no sé dónde es, está una señora con una ropa verde, gorro y algo que le tapa la cara, a mamá no la dejaron entrar, me puse a llorar, no quiero que me tapen la cara también. La señora me dijo que no me asustara, pero no puedo parar de llorar, me dice que me va a dar sueño. Abro los ojos y está la señora sonriendo.

—Amanda, te portaste muy bien, ya te vamos a llevar a tu cama, tu mamá te debe estar esperando fuera.

No entiendo qué pasa, tengo como hambre. En eso apareció mamá y me da un abrazo. Nos llevan de regreso a la sala. A las horas llegó una señora muy bonita, con cabello corto, los labios los tenía pintados de rosado. Me preguntó si yo soy Amanda y mamá le dijo que sí.

—Hola Amanda, ¿cómo estás?, me preguntó.

Yo solo pude sonreír, las palabras no me salen. Me dijo que quería hablar con mamá y que se la iba a llevar un momentito. No las vi por un rato, cuando mamá regresó no paraba de llorar, me dio un abrazo que nunca había sentido, era diferente, debe ser que está muy triste. Al rato llegó la señora bonita.

—Amanda, yo soy la doctora Marcela. Te quiero explicar qué tienes y por qué estás acá en el hospital.

Tenía con ella unas figuritas de unos niños, y otras más. Mira esta figura, cuando nos vemos por dentro del cuerpo tenemos dos riñones, son los que hacen que hagamos pipí, en uno de tus riñones tienes una bola, es como una masita de masilla del tamaño de una manzana, en el otro tienes una un poco más pequeña, por eso no tienes ganas de comer, eso hace que te sientas mal.

No entiendo muy bien lo que me dice la "locóloga", pero parece que según lo que me explica, que hay que sacar las bolas de ahí. Ella se quedó hablando con mamá mucho tiempo, cuando se iba se despidió y me sonrió. Mamá me volvió a abrazar.

—Mamá, me quiero ir a la casa.

—Yo también, Amanda, pero no se va a poder todavía. Te acuerdas que ayer te dije que a la niña de enfrente la operaron de la panza, algo parecido hay que hacerte. Hay que esperar.

Según mamá, me tienen que abrir la panza para sacarme las pelotas que tengo, seguro que me tragué unas pepas de mamón y no me di cuenta. Yo no quiero que me abran la panza y me saquen nada. Me quiero ir con papá y con Pedro. Mamá me dice que va a llamar a la tía Pachita para que le diga a papá que venga a vernos. Tengo sueño, no quiero comer la cena, quiero que apaguen la televisión y que Juanito pare de llorar, me quiero ir a mi casa.

Ya es de día otra vez, no extraño al gallo, acá puedo dormir más, cuando abrí los ojos mamá estaba a mi lado, tomando café y comiendo un pan con queso, dice que se lo dieron en el hogar. Todavía no sé quién vive ahí porque no me dejan ir. El señor doctor va por la cama cinco, llegó la doctora Marcela, le dijo a mamá que tiene que hablar con ella. No se la llevó, así que esta vez puedo escuchar todo.

—Señora Mina, tenemos un problema, la cirugía de Amanda, como le expliqué ayer, es grande, el cirujano pediatra de nuestro hospital tuvo un accidente ayer y no lo tendremos disponible por varias semanas, no me gustaría retrasar todo. La única opción que hay es trasladar a Amanda al Hospital del Niño en la capital, se puede programar todo desde acá. Las oncólogas de allá son amigas mías y estoy segura de que agilizarán todo para recibirlas bien. Los cirujanos de Panamá son muy buenos también y tienen experiencia en este tipo de cirugías, se le puede dar la quimioterapia también allá. Lo que no sé es cuánto dure el proceso, pero debe estar preparada para que sean meses.

Mamá no puede hablar, yo no entiendo nada, solo parece que nos tenemos que ir a la ciudad donde estudia la prima Inés, nunca he estado por allá. Mamá suspiró profundo y preguntó:

—¿Es la única opción?

—Por ahora sí.

—¿Cuándo tenemos que irnos?

—Puedo arreglar todo esta semana, ya para inicios de la otra semana se podrían ir, las mandamos en la ambulancia del hospital y alguien las acompaña hasta allá para cuidar a Amanda en el camino.

—Tengo que hablar con mi señor, necesito arreglar unas cosas, si es la otra semana me da tiempo de ir y regresar para irme con Amanda.

—Quedamos así, señora Mina, que tenga buen día.

Mamá está pálida, creo que se va a desmayar o va a empezar a llorar. Me quiero ir a mi casa. La doctora Marcela se acercó al señor doctor, que no sé cómo se llama, y se pusieron a hablar mirándonos a nosotras. Creo que mamá está asustada, yo también lo estoy.

—Amanda, voy a llamar a la tía Pachita para que ella o la tía Julia se queden acá contigo mientras voy a casa a buscar unas cosas y arreglar otras. Necesitamos llevar plata, quiero tratar de conseguir un teléfono para comunicarme con papá cuando necesitemos…

Mamá no para de hablar, le entiendo la mitad de las cosas, llegó la comida, voy a tratar de comer para estar fuerte. No me quiero ir en ambulancia, quiero a papá y a Pedro.

CAPÍTULO 5

La tía Julia está conmigo, mamá se fue a casa a buscar unas cosas. Ya quiero que venga mamá, se supone que viene hoy porque mañana nos vamos en ambulancia a la capital, al otro hospital. Dice la enfermera joven que nos van a tratar bien por allá, que ella ha ido y que la gente es amable. Ya Juanito no está, se fue para su casa hace como tres días, en la cama de él ahora está una niña como de mi edad, habla mucho, me cae bien, he jugado con ella, es graciosa.

Aquí hay horas de visita, solo dejan subir, por una hora, a los que vengan a visitar. Ya se acerca la hora, la tía Julia bajó un rato a tomarse un café y me dijo que esperara tranquilita. Ashley, la niña de al lado, tiene una radio, le gusta la música. Me enseñó cómo se baila la Macarena, es divertido, siempre canta una que habla de los caramelos y que a las niñas les gusta el caramelo. No dice que a los niños les guste, así que debe estar mal la canción, pero a ella le gusta cantarla y bailarla. Llegó la hora de visita, yo estoy con Ashley y su mamá, en eso escuché que me llamaron por mi nombre. Cuando volteé era mamá, papá y la tía Julia. Corrí a abrazar a papá, tenía tiempo que no lo veía, luego mamá me dio un beso en la cabeza.

—¿Y Pedro? —pregunté.

—Se quedó con el tío José, lo más probable es que se vaya con el tío a machetear para que papá pudiera venir a verte. Te mandó saludos y esto.

Mamá sacó a mi muñeca de un cartucho, la del pelo bonito. Eso me dio mucha alegría y me puse a jugar con ella mientras los adultos hablan del viaje de mañana, de la ambulancia, del otro hospital, de que me abrirán mi panza. Cuando se acabó la hora de visita, la tía Julia me dio un beso y papá un abrazo muy fuerte.

—Hija, que te vaya bien, nos vemos pronto.

—Adiós, papá.

Mamá también se despidió de ellos y los acompañó a la parada, me dijo que me quedara tranquilita, así que me puse a jugar con Ashley y mi muñeca.

Tengo sueño, quiero dormir, voy a ir al baño. Empecé a caminar a la cama y vi a mamá hablando con la enfermera, le estaba dando unas instrucciones. La enfermera de la noche es diferente a la de la mañana, me dijo que espera que todo salga bien.

—Amanda, despierta, ya nos vamos.

No puedo abrir los ojos, están pesados, cuando los logré abrir vi a un señor con una silla de ruedas, un doctor muy joven vestido de blanco y mamá tiene varios motetes con ella. La enfermera le dio unos papeles en una bolsa y se despidió de nosotras, solo me dio tiempo de despedirme de Ashley, que se estaba despertando. Su mamá me dio una estampita de una santa a la que ella llama la Moñona. Me dijo que le rezara todos los días, aunque no sé rezar mucho, lo haré para regresar pronto a casa, le preguntaré a mamá cómo se reza. Mamá tiene cara de triste otra vez, debe ser que no quiere ir al otro hospital, estaremos más lejos de papá y de Pedro. Ya debe estar cantando el gallo de la casa y despertándolos también.

Vamos hacia la ambulancia y el camino parece largo, según el señor que maneja demoraremos más o menos seis horas.

Casi no me di cuenta del viaje. Creo que ya llegamos. Paramos en un lugar que llaman Urgencias, hay mucha gente. Cuando nos bajamos de la ambulancia le dijeron a mamá que fuera a dar unos datos y me dejaron esperando en una camilla.

Aquí la gente anda como apurada, caminan por todas partes y algunos corren, está lleno de niños, algunos lloran, a otros los cargan sus papás. Llegó una muchacha joven, con el mismo gorrito gracioso, solo que tiene una línea verde, los del otro hospital eran amarillos.

—¿Cómo te llamas?

—Amanda.

—¿Cuántos años tienes?

—Cinco.

—¿Eres la niña que viene de Chiriquí?

—De Gualaca.

La muchacha se sonrió y me dijo que pronto iríamos a una sala, en eso llegó mamá y nos llevaron a una sala a la que le dicen Medicina 3, es más bonita que la del otro hospital. Me tocó la cama cinco, mi edad. Debe ser de buena suerte. Nos recibió otra enfermera, le hicieron preguntas a mamá y luego vino un doctor joven que me revisó la panza. Habló poco con mamá, estaba como apurado.

Ya es de tarde, estoy cansada, acá también hay carrito de comida, la comida no está buena, pero trataré de comerla. Mamá fue a algo que le llaman Hogar Lucy, le dijeron que se puede bañar allá y comer algo también. De repente salió una voz del techo que dijo:

—Médico residente, urgente a la sala de Medicina 3, médico residente urgente a la sala de Medicina 3.

¿Qué será eso? Llegaron corriendo dos personas al cuarto de al lado, uno de ellos era el doctor que habló con mamá, llegaron varias personas más, tienen batas de colores. La señora que está con el niño de la cama cuatro está diciendo que alguien se puso malito, hay gritos y una señora que llora en el pasillo. Estoy asustada, dónde estará mamá, quiero estar con ella, este lugar no me gusta, estoy llorando, no lo puedo evitar.

Ha pasado como media hora, según la señora de al lado, se están llevando a una niña en una camilla con algo en la boca metido, el doctor está con ella, ya no quiero ver más, quiero dormir y que se me olvide todo.

—Amanda, despierta, es de día.

Mamá me está tratando de despertar, pero mis ojitos no abren, veo borroso. Logré abrir los ojos y veo a mamá sonriendo, tienen sus trenzas bien peinadas.

—Vamos a bañarte, Amanda; dice la enfermera que pronto viene el doctor, tenemos que estar listas a ver qué nos dice.

Ha pasado un rato y llegó el doctor, es un señor con el pelo blanco, tiene lunares en la cara, es delgado, no tiene panza, usa lentes y parece de esos que sabe mucho. Está con tres personas más vestidas todas de blanco. Todos son hombres, uno es el doctor de ayer, tiene mala cara, está despeinado, debe estar cansado.

—Buenos días. Soy el doctor Daniel, tú eres Amanda, ¿verdad?

—Sí.

Pregunta bastantes cosas, los otros escriben en un fólder de metal, debe ser cosas de hospitales. Muchas preguntas hace y ahora me va a revisar la panza. No me duele.

—¿Sabe lo que tiene su hija?

—Unas pelotas en los riñones que hay que sacar —respondió mamá.

—Exacto, cada una de esas pelotas se llama nefroblastoma o tumor de Wilms. Hoy debe venir la oncóloga para darle el plan a seguir y explicarle más sobre el tumor. Por ahora tomará medicinas para la presión, que la tiene un poco alta, mientras se programe lo demás.

—Gracias, doctor —dijo mamá.

Parece que las pelotas no son las pepas de mamón, son tumores. Mamá me dijo que hay que sacarlas porque si no iban a crecer más. El doctor Daniel se puso a explicarles a los doctores que están con él:

—El tumor de Wilms es el cáncer de riñón más frecuente en niños. El de Amanda es bilateral al momento del diagnóstico y solo el cinco por ciento se detecta en esta etapa. Aun cuando los tumores de Wilms suelen ser grandes en el momento de su detección, la mayoría de ellos no se han extendido a otras partes del cuerpo. Esto hace que resulte más sencillo tratarlos que si tienen metástasis a otra parte del cuerpo.

No entendí mucho, una tía de mamá tenía cáncer, pero no sé muy bien qué es.

Es de tarde ya, llegó una señora muy blanca con el pelo negro como Max, tiene la sonrisa bonita y habla pausado, me gusta la voz. Está hablando con mamá en el pasillo donde hay unas sillas. Yo estoy pintando, unas señoras que tenían trajes blancos con rayitas azules me dieron dos libros de pintar y lápices de colores, me gusta pintar, en casa tenía que compartir con Pedro, pero estos son solo míos, a Pedro no le va a gustar, pero se los puedo prestar. Mamá viene caminando con la señora.

—Hola, Amanda, soy la doctora Sabrina. Hablaba con tu mamá sobre lo que tienes en la barriguita. Hemos decidido que primero te vamos a hacer una cirugía pequeña para tomar un pedacito de las pelotitas y de algo que se llama ganglios, luego te vamos a dar unas medicinas por la vena que van a hacer que las pelotitas se hagan más chicas y después las sacamos por otra cirugía para que sea más fácil cuando estén más pequeñas. Puede que vayas a tener miedo a veces, pero estarás con personas que te van a cuidar muy bien. A tu mamá también la cuidaremos mucho y siempre te vamos a decir qué vamos a hacer. Si sientes ganas de llorar llora, si tienes dolor avisa, con la medicina que te vamos a poner por la venita puede que se caiga el pelo. En los días próximos vamos a pasarte a otra sala donde hay niños que tienen enfermedades parecidas a la tuya. ¿Tienes alguna pregunta?

—¿Se me va a caer el pelo?

—Sí, mi niña, en un tiempo, pero crece después.

—No quiero que se caiga.

—Lo sé, te explicaremos todo, Amanda, para que no te asustes.

La doctora me dio un abrazo, se despidió de mamá y se fue. Mamá me abrazó muy fuerte y me dio un beso.

Tres días después, el doctor Daniel nos dijo que el día de la primera cirugía sería el miércoles diecisiete de mayo, en cinco días. El cumpleaños de Pedro es el treinta y uno de mayo, va a cumplir doce años, ojalá pudiera estar con él, siempre le cantamos cumpleaños y la tía Julia hace un sancocho en su patio cada vez que alguien cumple. La doctora Sabrina va a hablar con nosotras todos los días, a mamá la llevan también donde un doctor que llaman psiquiatra, que dice que la prepara, pero todavía no sé para qué la van a preparar si a la que le van a abrir la panza es a mí. Todos los días hay niños nuevos en la sala, vienen unos y se van otros, el niño de la cama nueve está desde que yo llegué, siempre está solo, nunca se ríe, no habla con nadie, mi mamá me dijo que tiene algo en el corazón y que su mamá no ha regresado desde hace tiempo, eso le dijo la enfermera. Debe ser por eso que no se ríe, debe estar triste. Ayer se le cayó una bola y se la recogí y ni me miró, debe ser que es tímido como yo, siempre tiene una cosa en la nariz que se conecta a un tanque verde, se para muy poco de su cama.

Ya mañana es la cirugía, mamá me dice que todo va a salir bien, el doctor Daniel cuando nos habló en la mañana nos dijo que no podía comer nada desde las seis de la tarde, mi presión sigue estando alta y me dan medicina todos los días, mi panza no ha crecido, capaz que mañana, cuando la abren, se desinfla como un globo. En la tarde vino un señor que dijo que era el que me iba a dormir en la cirugía, no me acuerdo el nombre, le explicó a mamá lo que iban a hacer. Mamá me mandó a dormir temprano para que descansara y tuviera fuerzas para mañana.

—Amanda, Amanda, despierta, ya te vinieron a buscar.

—Aún no ha cantado el gallo mamá.

—Amanda, estamos en el hospital, ya te vas.

Traté de abrir los ojos, todo lo veía borroso, solo podía ver a mamá al lado mío y a un señor con una de las camitas con ruedas. Me acostaron ahí y mamá caminó al lado mío hasta que no la vi más.

CAPÍTULO 6

Veo unas luces brillantes, no puedo abrir bien los ojos, el doctor de ayer me dice que me va a poner algo en la nariz y que me va a dar sueño, quiero hacer pipí. Hay mucha gente caminando por todos lados, visten de verde con gorros y mascarillas, quiero llorar, ya estoy llorando, no lo puedo evitar…

No sé dónde estoy, quiero sentarme, me duele la panza, estoy llorando otra vez. Una señora se acercó y me dijo que no llorara, que todo va a estar bien. Quiero ver a mamá. La señora se quedó al lado mío y un señor con bata me llevó en la camilla hasta la sala de Medicina 3, mamá está ahí, ya la vi. Me pasaron a la cama y mamá me dio un beso en la cabeza, el señor de la camilla se fue y llegó la enfermera a ver cómo estoy. Me dice que me quede quieta y que trate de no moverme, que como en dos horas me va a dar dieta líquida; debe ser sopa. Mamá se sentó al lado mío y me preguntó si me sentía bien.

—Amanda, no hables, dice el doctor que te quedes quieta, te van a poner medicina para que no te duela. Ahora te van a traer sopa.

Solo le dije que sí con la cabeza. Mamá tenía en la mano la estampita que le dio la mamá de Ashley.

La sopa está mala, quiero el sancocho de la tía Julia, me senté en la cama y no me dolió nada, dice mamá que el doctor le dijo que todo había salido bien, mi panza no se desinfló, no sé qué es lo que habrán hecho. Tengo sueño y es temprano, mamá me dice que me duerma porque seguro estoy cansada de todo lo que ha pasado en el día. Tengo frío.

Cuando desperté vi a mamá hablando con la mamá del niño de enfrente de mi cama. Traté de levantarme y sentí algo en la panza, debe ser por lo de ayer. Mamá vino a ayudarme, dice que le dijeron que hoy podía comer normal. Miro alrededor, el niño que no sonríe no está en su cama.

—¿Dónde está el niño mamá?

—Se lo llevaron ayer a cuidados intensivos porque se puso malito.

—¿Qué es cuidados intensivos?

—Otra sala donde van los niños que están muy enfermos.

—¿Yo voy a ir ahí?

—¡Amanda! Qué cosas dices, vamos a bañarte que debe venir el doctor pronto, quiero saber qué dice.

Mamá me ayudó a caminar hasta el baño, me restregó fuerte las orejas, no sé por qué siempre hace eso, me duele y dice que no me queje.

El doctor Daniel llegó temprano como todos los días, con los otros tres; uno de los doctores que está con él me cae bien, se llama Juan Carlos, siempre está reído. Es flaco, más que Pedro, debe ser que pasa hambre, yo creo que vive aquí porque lo veo muy seguido, seguro que la comida del hospital no alcanza para tanta gente. El otro no se ríe mucho, es gordito y tiene poco pelo, siempre carga una bolsita colgada a la cintura, tiene de todo ahí, cada vez que le piden algo lo saca de la bolsita, qué gracioso.

—Buenos días —dijeron.

—Hola —respondió mamá.

—¿Cómo te sientes, Amanda?

—Bien.

—El resultado de la biopsia de Amanda debe estar en un par de días, apenas eso esté listo iniciará la quimioterapia para ver cuánto se disminuye el tumor y planificar la siguiente cirugía.

—Sí, doctor —dijo mamá. —La doctora Sabrina me había explicado, dice que son varias semanas de quimioterapia antes de la próxima cirugía.

—Es correcto —dijo el doctor—, pronto las pasan a la sala de Hemato-Oncología, la que queda aquí al lado, para que Amanda reciba la quimio.

—Gracias, doctor –dijo mamá.

Cinco días después nos pasaron a la sala de Hemato-Onco que dijo el doctor Daniel, así la llaman, es una sala silenciosa, la mayoría de los niños no tienen cabello, a veces las enfermeras usan mascarilla. Nos dijeron que en la tarde venía un payaso, los payasos me dan miedo, no me gustan, puede que me esconda debajo de la cama.

El payaso llegó con una payasita, pusieron música y trajeron regalos. Me tocó un rompecabezas, nunca he armado uno, le pediré ayuda a mamá más tarde. Una de las canciones que pusieron fue la Macarena, me acuerda a Ashley, empecé a bailarla y la payasita se puso a bailar conmigo, todos nos aplauden, cuando se acabó quedé un poco cansada así que me he sentado en la cama. Me dieron otro premio por bailar, ya no me dan miedo los payasos.

Ya es de día y vino la doctora Sabrina, nos dijo que mañana empiezo la quimioterapia, son doce semanas, creo que es mucho tiempo.

Pasó otro día, me limpian algo que me dejaron en el pecho el día de la cirugía, se llama catéter, dice que por ahí se pone la medicina para que no me estén pinchando tanto.

Hay días mejores que otros, en algunos tengo ganas de jugar y en otros no, la vez pasada "gomité" por tres días seguidos, ya no me gusta la comida del hospital, me revuelve toda. Ya han paso casi cuatro semanas desde que empecé la quimio, dice la doctora Sabrina que todo va bien, ella es muy buena, nos explicó que pronto se me va a caer el cabello, voy a extrañar mi pelito, mamá siempre me peina y me hace trenzas o colas, ya estaba largo, dice la doctora que a veces es mejor cortarlo antes que se empiece a caer pero mamá dice que no lo quiere cortar. Mamá trata de hablar con papá, cuando puede, llama a la casa de la tía Pachita y se ponen de acuerdo para comunicarse. Extraño a papá. Ella está tratando de comprar un teléfono para que sea más fácil la comunicación entre ellos, dice que la vez pasada trató de comprarlo pero no le alcanzó la plata y la tía Julia dijo que lo iba a tratar de comprar ella. Hoy viene a visitarnos Inés, la hija de la tía Pachita, la que estudia acá en la capital. Mamá dice que tiene tiempo que no la ve, que me parezco a ella.

Es la hora de visita, la prima Inés casi no llega, le dijo a mamá que se había perdido. Me llevó de regalo una ovejita de peluche. No la pude ver porque en esta sala no hay visitas, así que mamá tuvo que salir a verla. Se quedaron conversando y cuando mamá regresó me contó que la prima le dijo que cuando quisiera se podía quedar con ella, que estaba trabajando y estudiando para que le alcanzara la plata para pagar la universidad, ya le falta un año, vive con una amiga pero que si mamá necesita dónde dormir unos días, ella le pone un colchón al lado de su cama. También le dijo que trataría de pagarle el pasaje a la tía Pachita para que mamá pudiera ir unos días a ver a papá y a Pedro, que conversaría con la tía para que le dijera cuándo viene a la capital. Así que parece que estaré con la tía Pachita unos días.

Ya pasó una semana más, en dos días llega la tía Pachita para que mamá pueda ir a la casa.

Luego de que mamá me bañó, se puso a peinarme. Me hizo una trenza, mamá pegó un gritito, cuando volteé a verla: tenía unos mechones de cabello en la mano. Creo que se me va a caer todo. La cara de mamá está triste, yo sé que se va a caer, ya no me molesta, ninguno de los niños en esta sala tiene pelo, solo faltaba yo y una bebé que llegó nueva esta semana, así que ni modo. Hay unas niñas que usan pañuelos en la cabeza porque dicen que se les enfría el coco y así lo mantienen calentito, me gustan los pañuelos de colores, quiero uno rosado, me voy a ver bonita.

Llegó la tía Pachita, mamá tuvo que salir para buscarla, espero que no me traiga de las hojas que saben mal, no me gustan. Creo que se asustó al ver tantos niños sin pelo. Me dio un beso y se puso a llorar.

—Hola, tía, no llores.

—Amanda, mi niña, qué alegría verte.

—En verdad no llores, no me duele nada.

La tía se secó las lágrimas y sacó de su bolso un teléfono, me contó que le dijo a mamá que había comprado dos para poder estar comunicadas y que cuando mamá regresara de Hornito se lo dejara a papá para que después pudieran hablar. Mamá ya se va a casa, me dio un abrazo muy fuerte, su cara se puso triste y me dijo que siguiera siendo fuerte, y dejó en la mesita que está al lado de mi cama la estampita que le dio la mamá de Ashley. No sabía que aún la tenía, me dijo que cuando sintiera que necesitaba estar con ella le diera un besito a la estampita y ella sentiría mi beso.

Al día siguiente me desperté temprano, antes que la tía Pachita. Ella debe estar cansada del viaje, además la silla de metal no es cómoda, no sé cómo mamá puede dormir ahí. La doctora llegó temprano.

—Hola, Amanda, ¿cómo estás?

—Hola, doctora Sabrina, ella es mi tía.

—Buenos días, señora, Amanda es una niña encantadora, es muy valiente.

—Ya se me empezó a caer el pelo, quiero un pañuelo rosado.

—Voy a tratar de conseguirlo —me dijo la doctora sonriendo.

La doctora se quedó hablando con la tía, a ella le encanta hablar, así que eso va por lo largo. Hoy amanecí con menos pelo, cada vez que me peino se me cae más, me da un poco de picazón. Tengo frío, hoy está lloviendo, cuando llueve la sala se pone muy fría, me voy a poner el abrigo, tengo ganas de dormir.

Llegó la enfermera a tomarme la temperatura, lo hacen todos los días tres veces al día. Dice que tengo fiebre y llamó a la doctora.

—Doctora, Amanda tiene 39.5° de temperatura.

La doctora me revisó la boca, me escuchó los pulmones y me tocó la panza. Le indicó a la enfermera unos laboratorios que hay que tomarme, más una radiografía del pulmón. Ya sé que es la foto blanco con negro, también me dijo que cuando fuera a hacer pipí recogiera en un frasquito. La enfermera me trajo el frasquito y una medicina que me tengo que tomar para la fiebre. Tengo sueño, creo que me voy a quedar dormida.

—Amanda, despierta que te van a tomar la radiografía —me dijo la enfermera

Me pusieron una mascarilla y me llevaron en silla de ruedas al lugar de las radiografías; la tía Pachita fue conmigo, sigo con frío, tengo la nariz tapada. El olor del perfume de la señora que me tomó la radiografía me dio ganas de toser, no me gustó ese olor. Me llevaron de vuelta a la sala y me sacaron sangre, tenía que hacer "pis" así que la tía me acompañó y recogimos pipí para el frasquito. Dice la enfermera que todavía tengo fiebre así que le dijo a la tía que me bañara veinte minutos, el agua está muy fría, se me sigue cayendo el pelo.

Estoy tosiendo mucho; una doctora vestida de blanco con una bata de un osito amarillo, llegó a hablar con la tía Pachita, le dijo que tenía algo que se llama neumonía, no sé qué es, y agregó que me tienen que pasar a un cuartito que se llama aislamiento, porque mis defensas están bajas y ahí estaré mejor.

En este cuartito no hay nadie más, solo la tía y yo, a veces entra la enfermera y la doctora de blanco; se tienen que poner gorro, bata azul y mascarilla. No me siento bien. La doctora de la bata del osito amarillo le dijo a la tía que me van a poner unas terapias para que me sienta mejor, es como una mascarilla que echa humo blanco. Quiero dormir otra vez.

Creo que me debí haber quedado dormida, miro alrededor y no hay nadie, capaz que la tía fue a tomar café, acaba de entrar la enfermera a verme:

—¿Y mi tía?

—Salió un momentito a llamar a tu mamá. ¿Estás bien?

Le dije que sí con la cabeza y me acosté. Me acordé de Pedro y de Max. Extraño a Pedro; a Max no tanto. Al que no extraño nada es al gallo. ¿Y si ya se lo comieron? Cerré los ojos y me imaginé jugando en la quebradita con los hijos de Max…

CAPÍTULO 7

Veo borroso, los ojos me pesan; cuando me los restriego se va aclarando todo. Logro ver a la tía Pachita, seguimos en el cuartito de aislamiento.

—Hola, mi niña, ¿cómo te sientes?

—Hola, tía, tengo hambre.

—¡Qué bueno! Eso debe ser que estás mejor, tienes tres días que comes muy poco, anoche dormiste bastante, casi no tosiste, desde ayer en la tarde no te da fiebre.

Parece que estoy mejor según la tía. No me acuerdo de muchas cosas de los últimos días, se me ha caído la mayoría del pelo, tengo algunos mechones largos todavía, pero ya no me pueden hacer trenzas. Veo desde mi cama a la doctora Sabrina, se está poniendo una mascarilla para entrar a verme.

—Buenos días, ¿cómo amanecen por aquí? —preguntó.

—Tengo hambre —contesté

—Eso es muy bueno Amanda, ya debe estar llegando el desayuno. Te traje una sorpresa, creo que te va a gustar.

En eso sacó del bolsillo de su bata un pañuelo rosado fuerte, tiene muchas florecitas blancas, me lo dio en la mano preguntándome si me gustaba.

—Me gusta, ¿me lo puedo poner?

—Claro que sí, es para que lo uses cuando quieras, así no te da frío en la cabeza.

Me traté de levantar de la cama para darle un abrazo a la doctora, pero me costó mucho, creo que las cosas me dan vuelta. En eso la doctora se acercó y me dio ella el abrazo.

—Estás débil todavía, Amandita, no te levantes tan rápido porque te mareas. Vamos a escucharte los pulmones, si ya hoy no te da fiebre, mañana regresas a tu cama afuera en la sala, con el resto de los niños. Trata de descansar y de comer bien. Si te puedes levantar, te bañas, que eso te hará bien.

La doctora se quedó hablando con la tía y al ratito se fue, yo seguía tratando de ponerme el pañuelo, pero se me caía, hasta que la tía me ayudó.

—Te queda muy bien, mi niña, te luce el rosado.

Como no me ha dado más fiebre y casi no toso, me pasaron a la sala con los demás niños, todos me saludan y algunas mamás me aplauden. Me dijeron que había hecho falta cantando la Macarena. En mi mesita están los juguetes que tenía, vi el rompecabezas que nunca he abierto. Le pedí a la tía que me ayudara a armarlo, es de unos gatitos. Necesitamos tres días para armarlo, pero quedó bonito, la tía dice que hacía años que no armaba uno. Me dijo que mamá viene en unos días, ya la extraño. Cuando regrese ya no tendré nada de pelo, se va a poner triste.

Dice la tía que cuando mamá venga, ella se quedará unos días con Inés y luego regresará al pueblo, que la casa debe estar hecha un despelote sin ella.

Han pasado varios días y llegó mamá, la tía Pachita se despidió de mí y dijo que nos veíamos pronto. Cuando vi a mamá me puse muy feliz, me dio un abrazo y me entregó una bolsa que me mandaban papá y Pedro. Al abrirla vi unos mamones y un dibujo que Pedro hizo. Es de una niña y un niño agarrados de la mano. Dice mamá que arriba dice el nombre de los dos. Hay dibujados varios corazones rojos y rosados y una notita atrás del papel que mamá me leyó:

"Hola, Amanda, espero que te sientas bien. Max tuvo más hijos y todos están en la casa, en total son cuatro y Max. La escuela está bien, pronto vienen las vacaciones de medio año y estoy convenciendo a papá para ir a verte. Estoy durmiendo en tu cama para sentir que estás en casa. Espero que te guste mi dibujo, somos tú y yo. Te extraño.

Pedro."

Cuando mamá terminó de leer la nota, las lágrimas corrían por sus cachetes, me abrazó y me dijo que todos me mandaban saludos. La tía Julia me mandó unos trajes para la muñeca, ella los hizo. Guardé el dibujo con la nota de Pedro en la mesita al lado de mi cama. ¡Ojalá Pedro estuviera aquí! Mamá me dijo también que le gustaba mi pañuelo rosado y que la tía le contó que me había puesto maluca pero que ya estaba mejor.

Los días pasan, hay unos buenos y otros no tan buenos, en algunos como y en otros no tanto, uno que otro día "gomito" y a veces me da mucho sueño. Ya han pasado diez semanas. Faltan dos para que nos digan cuando es la cirugía, mi panza sigue grande, la presión se me controla a veces pero la mayoría del tiempo dice la doctora que le tengo alta. No me ha dado más fiebre y dice que eso es bueno. Ya es final de agosto, mamá cumple en tres semanas, estaba jugando con mi muñeca cuando llegó la doctora Sabrina a pasar visita. Llegó a mi cama y nos saludó como siempre:

—Amanda, Mina, ¿cómo están hoy?

—Bien —contestamos a la vez mamá y yo.

—Ya falta poco para acabar el primer ciclo de quimioterapia, cuando se acabe te haremos una tomografía para ver cómo están las masitas de los riñones y programar la cirugía. Si estás bien luego de que se acabe el ciclo de quimio, y hay tiempo suficiente luego del estudio y la cirugía, creo que pueden ir a casa y regresar al hospital. Claro, si ustedes quieren.

—Claro que queremos —dijo mamá— ¿Está segura, doctora?

—Sí, pero todo debe estar bien y me deben prometer que Amanda estará tranquila y se tomará las medicinas de la presión, como debe ser.

—Lo prometo, doctora, lo prometo.

—Amanda, ¿quieres ir a casa?

—Sí, quiero, quiero ver a papá y a Pedro.

Mamá no lo puede creer; yo tampoco. Por fin voy a ver a papá y a Pedro, ¡qué alegría! Mamá dice que tengo que comer para que no me enferme y todo salga bien.

Hoy es el último día del ciclo de quimio, en dos días me hacen la tomografía, la doctora siempre me dice que me tengo que quedar tranquilita mientras lo hacen y que no me mueva para que sea más rápido. Mañana me sacan sangre y si todo está bien nos vamos a casa en cuatro días.

Llegó el día del CAT, así le dice la doctora. Ya era como media mañana cuando me fueron a buscar para hacérmelo. Me acostaron en el aparato, es grande, la camita es fría y dura, pero me pusieron una mantita encima. Siempre que salgo de la sala me mandan a poner mascarilla para que no se me pegue ningún bicho, dice mamá. Al rato regresé a la sala, ya quiero dormir para que mañana la doctora nos diga si podemos ir a casa, quiero ver a papá y darle un abrazo a Pedro.

Ya amaneció, me levanté temprano, no ha salido el sol. Creo que soñé con el gallo; mamá no está en la sala, la enfermera me dijo que se fue al hogar a bañarse y a comer algo. Me puse a jugar con la muñeca, me gusta peinarla y cambiarle la ropa. Veo a mamá llegar, me sonrió al verme despierta.

—Hola, amor, despertaste temprano. Vamos a bañarte.

—Mamá, por favor, no me restriegues duro.

Estamos listas esperando a la doctora, pero no llega. Mamá fue a preguntar y parece que no viene hoy porque está enferma. No sabía que los doctores se enfermaban, pensé que no. La enfermera le dijo que hoy pasaba visita otro doctor pero que no ha llegado aún. La cara de mamá se puso triste, dice que si la doctora no viene hoy no podemos ir a casa mañana. Esperamos mucho rato y apareció el doctor Daniel, nos fue a saludar, amable como lo hacía antes.

—Hola, Amanda; hola, señora. La doctora Sabrina está enferma, me llamó temprano para pedirme el favor: que les arreglara los papeles para que se vayan a casa. Es un permiso que hay que firmar, además dice que en el CAT las masas de los riñones han disminuido de tamaño, la cirugía es en ocho días. Pueden irse mañana a casa, pero deben regresar el domingo dieciséis de septiembre en la mañana. La cirugía es el dieciocho de septiembre. Tienen que regresar porque si no, Amanda se puede poner mal por allá y habrían perdido todo lo que se ha hecho hasta ahora.

—No se preocupe, doctor, sí vamos a regresar, se lo prometo.

El doctor se despidió de nosotras y fue a hablar con la enfermera. Mamá está feliz, dice que por fin vamos a estar en casa, que hay que aprovechar el tiempo. Se puso a arreglar lo que vamos a llevar y me mandó a dormir temprano.

Cuando amaneció ya mamá estaba lista y arreglada; me bañó y me puso un traje con mi pañuelo rosado. La enfermera la hizo firmar unos papeles que dicen que es un permiso de salida del hospital hasta el dieciséis de septiembre. Mamá dice que la prima Inés nos va a acompañar a la terminal. Tenemos que agarrar un bus directo a David y de ahí otro a Gualaca, la tía Pachita nos va a estar esperando en la terminal. Ya quiero ver a papá y a Pedro. Tengo sueño pero estoy feliz, ¡voy a mi casa!

La prima Inés se despidió de nosotras en la terminal, ya había amanecido, esperó que nos subiéramos a la chiva. Mamá agarró el primer asiento, dice que ahí hace menos frío. Parece que este bus solo para en Santiago y de ahí sigue recto hasta David, llega más rápido que las otras chivas que paran como el lechero, así dice mamá, no sé a qué se refiere.

El sol me pega en la cara, mamá puso el abrigo en la ventana, pero estamos pasando por un puente que le dicen de las Américas; me gusta ver los barcos, así que quité el abrigo para verlos, hay muchos, de todos los tamaños.

—Amanda, amor, despierta, vamos a bajarnos para que hagas pipí.

Escuché la voz de mamá, la chiva está detenida. Mamá dice que me dormí desde que pasamos el puente. La gente se me queda mirando, debe ser que les asusta que no tenga pelo, no me gusta que me miren así, aunque algunas personas me sonríen.

—Mamá, ¿me puedes poner mi pañuelo?

—Sí, amor, te lo pongo enseguida.

Mamá me puso el pañuelo y caminamos al baño, la fila está larga. La señora que estaba enfrente le dijo a mamá que pasara ella primero conmigo, que no hiciera fila, varias personas nos dieron paso, parece que no les gusta que no tenga pelo o puede ser que les gusta mi pañuelo, no lo sé. Regresamos al bus y esperamos volver a salir.

Cuando llegamos a David mamá preguntó dónde tomábamos la chiva a Gualaca y le dijeron que faltan como quince minutos para que saliera. Tuvimos que apurarnos, no puedo correr porque me canso, suerte que no era tan lejos.

No hay mucha gente en esta chiva, somos como diez personas, el señor de atrás lleva una gallina en una jaba, seguro la van a hacer sancocho, pobre gallina.

Casi llegamos a Gualaca, mamá tiene cara feliz, yo debo tener la misma cara, solo que estoy cansada. Dice mamá que la tía Pachita ya debe estar esperando; ella la llamó desde el telefonito negro que consiguieron, que no es muy bueno pero que de algo sirve. Bajamos de la chiva y no vemos a la tía Pachita, debe ser que se atrasó. Mamá me ha sentado en una banca y fue a llamar por el teléfono público, porque dice que la señal del teléfono se fue. De repente escuché mi nombre dos veces, es la voz de Pedro que vino a buscarnos. Traté de levantarme rápido de la banca, pero él llegó primero. Casi me tumba, me dio un abrazo muy fuerte que me sacó el aire.

—Amanda, eres una necia, ¿por qué te fuiste tanto tiempo? ¡No tengo a quién molestar!

Pedro me ayudó a levantarme, no me suelta la mano. Veo a tía Pachita con la yegua y un caballo, dice que la tía Julia los había llevado ayer y estaban esperando en la casa. La casa de la tía queda cerca de la terminal, llegamos rápido. Está la tía Julia, tío Juan y dos de mis primos, los hermanos de Inés, a uno de dicen Poli y al otro Beby, son mayores que Pedro. Todos están felices de vernos, me dan abrazos y besos.

Mis primos me dijeron que me tenían un regalo y sacaron de una bolsa una gorrita celeste con florecitas amarillas, me comentan que es para que no me dé el sol en la cabeza. Me quité el pañuelo rosado y me puse la gorra, está bonita, me la voy a dejar puesta.

La tía Pachita tiene comida lista, ya casi es de noche, hay gallina asada, arroz blanco y tomate de la huerta. Mamá como que tiene hambre, se lo comió todo, yo comí algo, está buena la comida. Luego de conversar un rato, mamá dice que mejor nos vamos a casa, antes de que sea más de noche. Yo voy con mamá en la yegua y Pedro con la tía Julia en el caballo, no conozco al caballo, debe ser nuevo, es blanco con chocolate y la cola es como crema.

Cuando llegamos a casa vi al tío José y a papá afuera esperándonos en unas sillas mecedoras. Papá cuando nos vio brincó de la silla y corrió hacia nosotros, me bajó de la yegua en un segundo y me dio vueltas como un helicóptero. Mamá le gritaba que cuidado me mareaba o me caía. Luego me abrazo y me subió a sus hombros. Entramos a la casa y todos hablan y hablan, el tío José está más flaco, debe ser que está trabajando mucho. Mi cama está igualita, quiero dormir, tengo sueño, me voy a acostar mientras todos hablan.

Mamá se dio cuenta de que estoy cansada y me dijo que mejor me acueste hasta mañana, me puso un pijama y me dio un beso. Papá me dijo que por fin había regresado, que se sentía muy feliz de que estuviera en casa, aunque sea por unos días, que mañana hablaría con Pedro y conmigo para hacerle una fiesta sorpresa a mamá, que cumple años en cuatro días.

No vi a Max, ni a Iker ni a los hijos nuevos de Max, tampoco al gallo. Creo que debo ponerle nombre al gallo…

CAPÍTULO 8

Estoy tratando de abrir los ojos, me pesan, aún veo borroso. El gallo está cantando, no sé cómo nadie se lo ha comido todavía, aunque dice papá que gallo viejo es duro y tiene poca carne. Veo a mamá en la cocina, la cama de Pedro está vacía, se debe haber ido a la escuela, quiero hacer pipí, pero salir a la letrina sola no me gusta, voy a decirle a mamá que me acompañe.

—Hola, mamá.

—Hola, amor, ¿cómo dormiste?

—Bien, quiero hacer pipí.

—Vamos, te acompaño y por ahí mismo te baño.

Mamá me acompañó a hacer pipí y luego me ayudó a bañarme, debe estar entretenida porque no me restregó las orejas, me dijo que tuviera cuidado de taparme el catéter para que no se llenara de polvo. Había para desayunar bollo y queso blanco, me comí la mitad, tengo que tratar de comer para estar fuerte para la cirugía, eso me dijo la doctora Sabrina.

Traté de correr a la quebradita, pero me cansé, mejor camino, ya vi a los hijos de Max, también hay una perra flacucha, debe ser la mamá de los perritos. Iker está grande, su cola ha crecido y tiene las orejas largas; me acompañó a la quebradita. Mamá me dijo que no me metiera al agua porque se me moja el catéter, me puse las chancletas porque, si no, se me meten las lombrices por los pies, es lo que dice la tía Julia. Me gusta este lugar, al lado hay un árbol de mango, aunque no es época todavía, parece que hoy va a llover porque está nublado. El árbol de las flores amarillas está verde. Hay unos pajaritos en unas piedras. Iker los está correteando, este perro está loquito; dice Pedro que persigue a las gallinas del tío José, la vez pasada mató a una y el tío se enojó mucho. Pobre Iker, casi que lo persigue con el machete.

Ya ha pasado un rato, creo, voy a regresar a casa porque está chispeando, Iker sigue conmigo, pero no para de ladrar, ladra muy alto.

—Amanda, Amanda —escucho la voz de la tía Julia.

Viene caminando desde su casa; Iker ladra más, me molesta el ruido. La tía lo espantó con una rama. Ella me agarró la mano y dijo que me acompañaba a la casa, que tenía que hablar con mamá. Parece que el tío José se siente mal de nuevo, pero dice ella que no se cuida y por eso no se cura.

Llegamos a casa y mamá está haciendo chicharrón, tajadas y arroz. Siempre hay arroz porque si no papá se queja. La tía Julia se va a quedar conmigo mientras mamá le lleva la comida a papá al campo. Huele a café, debe ser que también le va a llevar, papá se toma como seis tazas al día, no sé cómo puede tomar tanto.

—Tía, dice papá que vamos a celebrar el cumple de mamá.

—Sí, Amanda, voy a hacer un sancocho en leña en el patio; José compró un lechoncito de la finca de los Vergara y la tía Pachita va a traer ensalada de papa y un dulce. Vitolio dice que se va a encargar de las cosas de tomar, tiene que ser el viernes porque ustedes se van el domingo temprano.

—No me quiero ir, tía.

—Lo sé, Amanda, pero tienen que irse, es por tu bien.

—¿Tú crees que me duela que me abran la panza?

— Ojalá que no te duela.

—¿Me la van a desinflar?

—Creo que sí, dice Mina que te van a sacar las pelotas que tienes en los riñones y que con la quimioterapia se achicaron un poco.

—Tengo miedo.

La tía Julia me abrazo, me dio un beso en la frente y me dijo que yo era fuerte, más fuerte que ella, que todo iba a salir bien.

—Tía, ¿estás llorando?

—No, Amanda, me cayó una brusca, hay mucho viento.

Dormí bastante estos días, cuando Pedro llega de la escuela se pone a pintar conmigo y tratamos de jugar futbol, siempre gano, pero creo que me deja ganar, es un buen hermano, lo veo más flaco que antes, debe ser que como mamá no está no le gusta la comida que la tía Julia le cocina a papá y a él.

Todos los días voy a la quebradita, Iker es juguetón, a los otros perros casi no los veo, se la pasan persiguiendo gallinas y en la casa de la tía Julia. Max debe estar viejo porque duerme y duerme. Papá reza conmigo todas noches, antes no hacía eso, debe ser que la tía Julia o el tío José le ensañaron, no sé. Mamá no ha fallado ni un día con las medicinas de la presión y me revisa el catéter todos los días.

Llegó el viernes, cuando desperté vi a mamá en la cocina, debe ser su lugar favorito porque siempre está ahí. El gallo hoy ha cantado más que nunca, capaz que sabe que es el cumple de mamá y le está cantando cumpleaños.

—Hola, mamá, feliz cumpleaños, te quiero.

Mamá se volteó y me dio las gracias con un fuerte abrazo y un beso en la frente.

—Gracias, Amanda, yo también te quiero, estoy feliz que estemos hoy todos juntos.

La tía Pachita llegó temprano a la casa y le dijo a mamá que me va a llevar a la casa de la tía Julia para hacer unos arreglos, mamá le dijo que ya sabía que había fiesta, Pedro no se pudo guardar el secreto, así que decidió ir con nosotras para ayudar, ya le había mandado a papá desde la mañana el almuerzo así que no tenía que ir al campo hoy. Cuando llegamos a la casa de los tíos me acosté en la hamaca del tío José, me gusta, es cómoda. Tengo sueño, voy a dormir un rato. A lo lejos veo a Iker persiguiendo a unas gallinas, el tío se va a poner bravo con él…

Llegó la hora de la fiesta, está todo listo, hasta Pedro anda arreglando desde que regresó de la escuela, poniendo globos en el rancho. El tío José encendió la leña, la paila es enorme, creo que caben como cuatro gallinas ahí. Papá trajo un montón de cosas de tomar, parece que la fiesta será larga. Veo a mamá feliz. La fiesta tiene música, me gusta mucho, quiero bailar todo el día, ojalá no me cansara tanto. Hoy estoy sin pañuelo ni gorra, tengo calor. También llegaron los primos Beby y Poli, están jugando con Pedro. Ojalá no tuviera que regresar, me gusta mi casa, pero dice mamá que no queda otra opción.

La fiesta ha quedado muy buena, todos ríen. Bailé también con papá, los primos se ríen de cómo baila, porque dicen que es un desorejado. Le cantamos a mamá el cumpleaños feliz; el pastel tiene veintisiete velitas y las pudo soplar todas. ¡Ya quiero cumplir años! Me gusta soplar las velas. Tengo sueño, me voy a acostar un rato en la hamaca, Iker está bajo la hamaca; dice Pedro que me está cuidando. ¡Qué lindo es Iker!

Ya es domingo, tenemos que regresar a la capital, no me quiero ir pero muchas veces me han dicho que tenemos que ir para curarme de una buena vez. Mamá ya tiene todo listo desde ayer, está triste otra vez, yo también. Papá y Pedro nos van a acompañar al pueblo para agarrar la chiva, la cirugía es en dos días. La tía Julia y el tío José están en la casa desde temprano, vinieron a traer la yegua y el caballo. Cuando se despidieron, nos desearon suerte. La tía Julia me dio un regalo, me dijo que lo abriera cuando llegara al hospital, quiero abrirlo ya, pero se lo prometí. Mamá le lleva un pedazo de dulce a la doctora Sabrina, ojalá le guste; le lleva también un regalo al doctor Daniel y a la enfermera jefa de la sala.

Yo voy con papá en el caballo y mamá con Pedro en la yegua; nos dejaron en la terminal y esperaron a que nos subiéramos al bus. Papá me dio un abrazo grande y un beso, me dijo que rezara todos los días y que él también lo haría.

—Te quiero, Amanda; eres mi niña bella, nunca lo olvides, te va a ir bien, pronto estaremos juntos otra vez, no puedo ir con ustedes porque hay que trabajar.

Abracé muy fuerte a papá, lo voy a extrañar, cuando lo miré tenía lágrimas en sus cachetes. Nunca había visto llorar a papá.

—Te quiero, papá.

Pedro también me abrazó y me dio un beso, nos abrazamos todos y subimos al bus. Cuando el bus arrancó, les dije adiós con la mano a papá y a Pedro por la ventana. No me quiero ir, mamá está llorando; quiero llorar, estoy llorando, ¡no lo puedo evitar!

El viaje fue largo, estoy cansada, me puse la gorra que me regalaron mis primos para que no me diera frío en el coco. Llegamos a la terminal de la capital, está muy llena, la gente me mira, algunos sonríen, debe ser que no ven niñas sin pelo a menudo, ya no me importa que me miren. Nos fuimos en taxi al hospital, entramos directo a la sala; mamá no conocía a la enfermera que estaba de turno, parece que es nueva. Hay gente que conocemos y hay unos niños nuevos; bueno, hay tres nuevos, estoy cansada, quiero dormir, hace frío, ya no me acordaba del frío de la sala por el aire acondicionado, mañana debemos ver a la doctora Sabrina. Ojalá papá y Pedro estén bien, mamá los va a llamar para avisarles que llegamos, ojalá encuentre la señal que siempre se le pierde, todavía no conozco a la señal, nunca la he visto pero mamá dice que la necesita para llamar.

Amaneció temprano, mamá está lista, tiene dos trenzas, me gusta su cabello, me sonrió al verme despierta. Me acordé del regalo de la tía Julia, quiero abrirlo.

—Mamá, ¿dónde está el regalo que me dio la tía Julia?

—Aquí lo guardé.

Lo sacó de la mesita que está al lado de mi cama, me senté y eran varios vestidos y pañuelos para que le pusiera a mi muñeca, también tres pañuelos para mí, iguales a los de mi muñeca. Parece que mi muñeca y yo estaremos iguales, me gusta.

Mamá me acompañó al baño y me arregló para estar lista cuando llegara la doctora, cuando llegué a la cama vi el desayuno, traté de comerlo todo. Poco después llegó la doctora para la visita, cuando entró a la sala y nos vio fue directo donde estábamos y nos saludó, tan linda como siempre.

—¡Amanda! Regresaste, no sabes cuánto te hemos extrañado. Señora Mina, qué alegría verlas, está todo arreglado para mañana, hoy le van a revisar el catéter a Amanda, le van a tomar unas muestras y listo. No debe comer nada después de las seis de la tarde.

—Perfecto, doctora, le trajimos dulce de mi cumpleaños, está muy rico, ojalá le guste.

—Muchas gracias, lo pruebo apenas termine de pasar la visita. Nos vemos mañana, antes de la cirugía. Se ven diferentes, parece que ir a casa les cayó muy bien.

Mamá se ha dedicado a hablar y saludar a todas las amigas que tiene acá, se sabe los nombres de todas y de sus hijos. A las nuevas ya se les presentó. Le llevó el regalito a la enfermera y al doctor Daniel, dice que les gustó mucho. Quiere que me acueste temprano para que descanse para mañana.

Ya se está haciendo de noche, se acaba de ir el doctor que me va a dormir durante la cirugía, dice que los laboratorios están bien y que me acuerde de no comer nada hasta mañana.

—Amanda, Amanda, despierta.

—Cinco minutos más.

—Amanda, te vinieron a buscar.

Cuando abrí los ojos vi a mamá, a la enfermera y al señor que lleva la camita con ruedas. Mamá me acompañó hasta la puerta del salón de operaciones, esta vez no lloré. Rezaba lo que me enseñó papá. Mamá me dio un beso y no la vi más. Dentro se encontraba el doctor de ayer, mucha gente camina por todos lados, parece que la gente aquí está apurada, me va a operar una doctora muy agradable, ha hablado con mamá varias veces, así que ya la he visto antes, no me acuerdo el nombre, es largo y enredado.

—Amanda, te voy a poner una mascarilla en la nariz y luego te va a dar sueño, respira profundo.

Hice lo que me dijo el doctor, respiré profundo, estoy viendo borroso, no logro oír bien, los sonidos se oyen cada vez menos, veo a lo lejos a papá y a Pedro sonriendo, mamá está al lado mío. Max e Iker duermen…

CAPÍTULO 9

Escucho voces de gente que no conozco. No puedo abrir los ojos, no sé dónde estoy, me molesta la garganta, hay pitos que suenan y suenan, ¿dónde está mamá?

Mis ojos pesan más que nunca, no me puedo mover, tengo el cuerpo dormido, me estoy asustando, quiero llorar, no puedo hablar, tampoco gritar, tengo como una rama en la garganta. Estoy tratando de gritar y no me sale la voz, logré mover los brazos pero estoy atada, ¡auxilio!, necesito ayuda, ¿dónde está mamá?

—Amanda, cálmate, estás en la sala de cuidados intensivos, trata de no moverte.

Deseo abrir los ojos y no puedo, pesan demasiado. No sé quién me está hablando, me duele un poco la panza. ¿Dijo Sala de Cuidados Intensivos? ¿Aquí no es donde trajeron al niño que no sonreía y al que nunca más vi? Quiero a mamá, la necesito, no quiero estar aquí. Sigo escuchando voces que no conozco y ahora una voz de hombre.

—Amanda, soy el doctor Corodona, te operaron hace unos días, tienes un tubo en la garganta para que puedas respirar bien, pronto te lo vamos a quitar, te estás despertando de la sedación, quédate quietecita para que no te duela y te sientas mejor.

Logré abrir los ojos, ¡qué pesados los siento! Veo borroso, al lado mío hay un señor que me habla, debe ser el doctor, tiene la piel oscura y la cabeza parece un algodón. Me agarra por la mano, siento que estoy llorando, pero no sale la voz, solo lágrimas.

—Te vamos a aspirar los mocos del tubo que tienes en la boca y luego te vamos a quitar ese tubo. Te va a molestar un poco.

Una muchacha lo acompaña, tiene mascarilla y guantes, trae una inyección con un líquido transparente, se lo puso al tubo que tengo en la garganta. Siento que me estoy ahogando, como cuando Pedro no me dejaba sacar la cabeza del agua de la quebradita, ahora están metiendo otro tubo dentro del tubo que ya está, me duele la garganta, me da ganas de toser. El doctor de la cabeza de algodón me sacó el tubo de la garganta, ya escucho mi llanto, estoy ronca, me regresó la voz.

—Amanda, no llores, respira profundo.

No puedo evitarlo, lloro. El doctor sostiene mi mano y me sonríe, me gusta su cabello. Me estoy calmando poco a poco. Me puedo mover más, pero me duele la panza. Estoy atada a la cama, quiero a mamá, estoy asustada, también algo mareada, tengo la garganta seca, me molesta.

—¿Cómo estás, señorita? —preguntó el doctor de la cabeza de algodón.

Solo pude mover la cabeza diciendo que sí, no sé cómo estoy.

—Te operaron hace unos días, tu mamá viene en un rato a la hora de visita, quédate tranquilita.

Tengo muchos cables en el pecho, estoy pinchada en dos brazos, hay venoclisis, monitores, pitan muchas cosas. Hay más niños aquí, varias camas con monitores, unos duermen y tienen máquinas a los lados, nadie habla, no me gusta este lugar. Voy a ponerme a rezar como me enseñó papá, tengo algo de tos, pero me duele la panza cuando toso, tengo sueño.

—¿La puedo tocar y hablarle?

¡Es mamá, es su voz! Traté de abrir los ojos, pero no puedo, la veo borrosa al lado mío.

—Sí, puede tocarle la mano y hablarle —dice a mamá una señora.

Sentí que me dieron un beso en la cabeza, pude ver a mamá ya claramente. Llora, pero sonríe.

—Hola, Amanda, no hables, estoy aquí contigo, contéstame con la cabeza. ¿Cómo te sientes?

—Bien. La voz no me salió muy clara, ronca, pero moví la cabeza de arriba abajo.

—Ya te operaron, Amanda, pronto regresaremos a la sala.

Otra vez muevo la cabeza. El doctor de la cabeza de algodón se acercó a mamá, se puso a hablar con ella. También vi acercarse a la doctora Sabrina, quien saludó a mamá.

—Amandita, qué alegría me da verte despierta.

Solo pude sonreír, no me sale la voz.

El doctor de la cabeza blanca y la doctora hablan con mamá. A mí se me cierran los ojos, solo los puedo escuchar, no los puedo ver.

—Señora Mina, en más o menos dos días Amanda irá a la sala, recuerde que va a estar débil porque la cirugía fue grande, duró bastantes horas. El riñón derecho se quitó por completo y en el izquierdo el tumor estaba más grande de lo que pensábamos, así que no se pudo quitar todo porque si no había que quitarle todo el riñón y estaría con diálisis de por vida. Vamos a probar con quimioterapia para reducirlo más y tratar de que el riñón sobreviva, es una situación complicada, pero haremos todo lo que esté a nuestro alcance. Hay que mentalizarse para estar muchos meses en el hospital porque viven lejos. Podemos hablar con Chiriquí para ver si las quimioterapias se pueden dar allá que están más cerca de su casa.

Mamá no habla, solo escucha, es raro que mamá no hable, trato de abrir los ojos y no puedo, creo que me estoy quedando dormida, estoy pensando en papá y en Pedro, veo a Max dormido y a Iker corriendo…

Escucho muchos pitos, la gente corre por toda la sala, al abrir los ojos hay muchas personas en una cama cerca, hay una muchacha arrodillada en el colchón como haciéndole masajes en el pecho al niño de ahí, ella cuenta hasta como treinta y de repente para, empieza a contar otra vez, eso le debe doler al niño, el doctor de la cabeza de algodón no grita, dijo algo como que le pongan a "nalina", no sé qué es, tengo miedo, estoy tratando de mirar para otro lado pero no lo puedo evitar. La gente sigue en esa cama, el niño como que no se despierta, mejor cierro los ojos y duermo, pero hay mucha bulla. Ya pararon, el doctor de algodón dice que ya no sigan que el niño se fue. No sé para donde, porque lo veo dormido, la doctora se bajó de la cama y le quitaron el tubo de la boca, se parece al que yo tenía, debe ser que el niño se durmió, debe estar cansado. Yo mejor duermo. No hay bulla, ahora hay silencio, nadie habla.

Han pasado dos días, acá solo puedo ver a mamá dos veces al día por un ratito, me van a pasar a la sala de Hemato-Onco hoy. La doctora Sabrina me ha visitado acá también, me dijo que pronto va a verme el doctor que se encarga de los riñones a ver cuál es el plan y que pronto vuelvo a la quimioterapia, pero están tratando que sea en Chiriquí para que esté más cerca de casa.

Voy en camilla a la sala, me gusta pasear por el hospital porque veo gente, todo el mundo pendiente de lo suyo. La enfermera de la sala me saludó amablemente, es seria pero amable, dice que tiene mi camita lista.

Estoy enredada con el tiempo, no sé cuánto ha pasado, mamá está esperándome al lado de la cama también, está feliz de verme. Aún me molesta un poco la panza, estaré quietita para que no me duela. Hay una gente vestida con unos chalecos azules, dice Mario, el niño de al lado, que vinieron a cumplir deseos, dice que él quiere conocer a un jugador famoso de beisbol que se llama Mariano, no sé quién es, pero me cuenta como si lo conociera. Mario tiene algo que se llama leucemia, tampoco tiene pelo, va a cumplir ocho años pronto, siempre está feliz, me hace reír mucho, en cambio nunca he visto feliz a su mamá, siempre está llorando y Mario siempre la abraza. Lo conocí un poco antes de irme a casa, a él le están haciendo quimioterapia y cuando termine este ciclo se va; viven acá en la capital y les van a dar permiso de irse a casa como a mí.

Los de los chalecos azules siguen en la sala, voy a pensar si me preguntan qué quiero qué voy a decir, pero está difícil, un perro no, ya tengo varios, una muñeca tampoco porque ya tengo la mía con muchos trajes, tengo a mamá, a papá a Pedro, a las tías. Ya sé qué quiero y justo vienen para acá.

—Hola, preciosa. ¿Cómo te llamas?

—Amanda.

—Yo soy Cristina, de la Fundación que cumple deseos. ¿Qué te gustaría pedir? Si está dentro de nuestras posibilidades trataremos de cumplir.

Mamá me miraba atenta, no decía nada, yo me sonreí:

—Quiero una radio que tenga música para bailar la Macarena.

La señora se echó a reír y me dijo que no había problema, que pronto me cumplirían ese deseo. Mamá también reía. Me gusta la música y me gusta bailar, cuando no puedo bailar a veces me imagino que lo hago, papá me enseñó a bailar, para mí es buen bailarín, aunque le digan desorejado. Extraño a papá.

CAPÍTULO 10

Ya camino sin que me duela la panza, la doctora Sabrina arregla todo para mandarnos a David a la quimioterapia, ya me gusta acá, me tratan bien, extrañaré a la doctora. Mario está en el cuartito de aislamiento, lleva tres días ahí, dice la enfermera que tiene algo que se llama neutropenia y fiebre y que por ahora no va a salir de ahí, él me hace reír, cada vez que veo a su mamá está llorando, debería hacerle un regalo para que se ponga feliz. Se supone que hoy me viene a ver el doctor de los riñones, como me sacaron uno, dice la doctora, que hay que cuidar al otro para que siga haciendo pipí bien.

Mamá salió a llamar a papá y a tomarse un café, dice que Pedro ya pronto acaba la escuela y que va a tratar que siga, le tocaría ir para secundaria, pero papá no quiere porque necesita ayuda en el trabajo. Mamá y papá siempre discuten eso. Pedro sí quiere seguir, pero se tendría que cambiar de escuela porque esa solo llega hasta sexto grado.

Ya viene una de las doctoras a sacarme sangre, de esas que se visten de blanco y andan en zapatillas, todos los meses hay una nueva, no me puedo aprender los nombres, se me olvidan.

—¿Amanda?

—Sí.

Me está hablando un señor joven que nunca vi antes, tiene la piel más oscura que la de papá, lentes y el cabello enroladito cortito.

—¿Cómo estás? Yo soy el doctor Flores, el nefrólogo, el doctor de los riñones. ¿Dónde está tu mamá?

—Salió a tomar café.

—Ok, te voy a examinar la barriguita y te voy a escuchar los pulmones.

El doctor se quedó un rato revisando mi carpeta de metal que le llaman expediente. En eso vi llegar a mamá y se acercó a la cama.

—¿Usted es la mamá de Amanda?

—Sí, yo soy.

—Soy el doctor Flores, el nefrólogo, vine a revisar a Amanda para saber si todo está bien con su riñón para que se puedan ir a David. Mandé a repetir unas pruebas para verificar la función renal, es decir, si el riñoncito de Amanda está trabajando correctamente. Estoy programando un ultrasonido también del área de la cirugía del riñón que le queda. Tiene que recoger todo lo que orina en este envase por un día completo, vamos a tratar de que no se pierda nada.

Apenas todo esté listo, regreso a hablarle de los resultados.

—Gracias, doctor —dijo mamá.

—Chao, nos vemos, adiós, Amanda. Me gusta tu gorra.

Tengo puesta la gorra que me regalaron mis primos Beby y Poli, a mí también me gusta, es fácil de ponérsela. Ayer me trajeron mi radio, me regalaron unos audífonos también para que la escuche sin molestar a la gente, pero no sé cómo la música puede molestar a alguien. No he podido escuchar la Macarena porque no siempre la ponen en la radio, ya me tocará, pero hay música que me gusta, especialmente a la que llaman *reggae*, es divertida.

Ya pasaron dos días más, Mario ya está en su cama, dice que no le gustó el cuartito porque estaba solo y no tenía con quién hablar, se puso feliz que tengo radio, dice que aún no conoce a Mariano. Estamos jugando a las cartas pero dice que tiene sueño y que va a dormir un rato. Su mamá no está llorando, está hablando con la mía. Le cuento que tengo varios perros y que el más divertido es Iker. Mario nunca ha ido al interior, dice que no ha pasado el puente, creo que se refiere al puente bonito de los barcos abajo.

Llegó el doctor de los riñones, mamá trató de que no se me derramara ni un poquito de pipí para ponerlo en el envase, así que todo debe estar bien.

—Buenos días.

—Hola, doctor —dijo mamá.

—¿Cómo estás, Amanda?

—Bien.

—Ya tengo todos los resultados de los estudios. El pedacito de riñón que tiene no está funcionando adecuadamente cómo debería de hacerlo. Hay que tratar de cuidarlo lo más posible. Con las quimioterapias que hacen falta podemos hacerle más daño al riñón, pero si no hacemos la quimioterapia, el tumor puede crecer.

—No me queda claro, doctor, dijo mamá.

—Quiero decir que lo que le queda de riñón a Amanda, no funciona al cien por ciento. Los riñones funcionan para limpiar al cuerpo, si se termina de dañar, no podría limpiar adecuadamente el cuerpo y habría que hacerlo por algo parecido a un riñón de mentira, una máquina que haría el trabajo del riñón. Con las quimioterapias que hacen falta, hay altas probabilidades que eso ocurra porque el pedacito de riñón que queda se puede dañar por completo. Tengo que hablar con la doctora Sabrina para saber si continuamos las terapias acá en Panamá, para poder vigilarla de cerca en caso de que necesitemos hacer diálisis.

La cara de mamá estaba triste, la verdad no sé mucho de lo que están hablando, solo parece que no podremos ir a David todavía. En eso llegó la doctora Sabrina y el doctor se puso a hablar con ella. Luego conversaron con mamá en el pasillo que veo desde la ventana de vidrio, al lado de donde se ponen las enfermeras y los doctores que se visten de blanco.

Cuando mamá regreso me abrazó fuerte y me dijo al oído:

—No nos vamos a Chiriquí, seguiremos acá, pero todo va a salir bien.

—Te quiero, mamá.

Mamá está callada, eso es raro en ella porque nunca para de hablar, debe ser que le duele la panza porque cuando a mí me duele tampoco quiero hablar, he jugado con Mario a las cartas, me enseñó un juego que se llama "péscalo", pero siempre me gana, tengo que practicar más, dice él.

Mañana empezamos la quimioterapia de nuevo, espero que no me dé "gomitadera". No me gusta, "gomitar". Hoy habrá una fiestita en el auditorio del hospital, nos invitaron a todos, pero dice la enfermera que los de esta sala tenemos que ir en mascarilla, a veces la mascarilla me da picazón en la cara. Nos trajeron en sillas de ruedas. Hay muchos niños, Mario está al lado mío. Vienen a cantar y a bailar, también hay títeres y están haciendo juegos. Yo levanté la mano para la competencia de baile. Tenemos que bailar dos pedacitos de canciones, le dije al señor payaso, que ya no me dan tanto miedo, que si podía poner la Macarena, ¡y la pusieron! Me gusta mucho esa canción, me la sé toda. La otra niña no la sabe bailar, así que gané. Me aplaudieron mucho, a las dos nos dieron regalos y unos globos.

Repartieron dulce y helado y al rato nos llevaron a la sala, parece que es el cumpleaños del hospital. No sabía que las cosas cumplieran años. Tengo sueño y estoy cansada. Mario ya duerme, mamá está hablando con la señora de enfrente, su hija tiene meses y dice que le van a empezar quimio en dos días. No sé qué tiene la bebé, pero es linda, tiene los ojos como el cielo y el pelito cortito, ella no llora como el bebé aquel, que no paraba de llorar, ya no me acuerdo si era en este hospital o en el otro. Quisiera estar en mi casa, pero mamá dice que vamos a demorar aún, la tía Julia viene a quedarse unas semanas conmigo para que mamá vaya a casa a ver a papá y a Pedro, ayer vino la prima Inés a hablar con mamá, parece que va a tener bebé y que no sabe qué va a hacer con la universidad, algo así me contó mamá.

Amaneció temprano, cuando desperté mamá ya estaba lista, había ido temprano al hogar a bañarse y a comer algo. Dice que me meta al baño para arreglarme, me gusta más este baño que el de casa, acá no hay letrina, solo que es ruidoso.

Ya viene la enfermera a ponerme las medicinas de la quimioterapia, empezamos otra vez y parece que unas cuantas semanas más. Mario está durmiendo aún, su mamá está a su lado. La enfermera dice que tiene fiebre y que va a llamar a la doctora Sabrina. Creo que su mamá se va a poner a llorar, no sé de dónde le salen tantas lágrimas. Me voy a poner los audífonos para escuchar música y no escucharla llorar, no me gusta que llore, pero a veces uno no lo puede evitar, como me pasa a mí, ojalá sonriera algún día, no le he podido regalar nada para que se ponga feliz…

CAPÍTULO 11

En este ciclo de quimio me he sentido algo débil, no sé cuántas semanas han pasado, algunos días me canso demasiado, en otros "gomito" a pesar de las medicinas, no me da hambre pero insisten en que coma. La tía Julia está conmigo, ya tiene varios días acá. Me trajo mamones, pero ya se me acabaron, también me trajo varios vestidos para mi muñeca y unos pañuelos para que me ponga, ya quiero mucho a la tía Julia, no me da miedo. Me dijo que Pedro ha crecido, que se ha estirado y que es casi del tamaño del tío José.

La niña de los ojos bonitos se llama Lili, hace unos días se la llevaron a una cirugía de uno de sus ojos, parece que tenía algo blanco dentro del ojo y se lo tuvieron que sacar. Desde que regresó de la cirugía tiene el ojo tapado. Mario terminó su ciclo de quimioterapia y está en su casa. Hace como dos días vino a visitar porque le tocaba hacerse unos exámenes de sangre, me trajo unas cartas para que practique jugar mientras él no está.

Hoy las enfermeras están decorando la sala de azul, blanco y rojo, dice la tía Julia que es porque vienen las fiestas patrias, que Panamá cumple noventa y siete años, casi como una abuelita. Yo no conozco a ninguno de mis abuelos, dos están en el cielo y los otros dos no sé. La sala se ve bonita, está alegre.

Hoy toca que me saquen sangre, aún no me gustan las agujas, pero no puedo hacer nada. Dice la tía que ando medio paliducha, que por favor coma, el desayuno es avena, pero es más rica la que hace mamá, tengo tiempo de no comer tortillita, es que acá no ponen eso de desayuno, ni de almuerzo ni de nada. Tengo la nariz tapada, con tanta lluvia creo que me voy a resfriar, también me duele la boca, creo que se me van a salir los mocos.

—Amanda, límpiate con esto.

La tía me dio una servilleta y me apretó la nariz. Llamó a la enfermera.

—Tengo mocos, tía.

—No, nena, te está sangrando la nariz.

No me gusta la sangre, pero cada día le tengo menos miedo. La enfermera llegó y mando a buscar una bolsa de hielo. La ayudante de la enfermera la trajo en un guante de esos que usan para no ensuciarse y me la pusieron en la nariz. Al rato ya no sangraba. La enfermera le dijo a la tía que hay que apurar los laboratorios que seguro tengo las plaquetas bajas, no sé qué es eso.

Estoy mareada y me pusieron venoclisis, la doctora vino a verme y me dijo que me quedara tranquilita y que tratara de no bailar tanto hoy ni de brincar.

—Amanda, hay que ponerte plaquetas, que las tienes bajas y también plasma.

—No sé qué es eso.

—Es para que dejes de sangrar, trata de no golpearte y quedarte en la cama hoy.

La doctora hablaba con la tía y le explicaba algo de las benditas plaquetas y la sangre, decía que era por la quimio.

En la tarde me pusieron unas bolsitas que tenían unos líquidos amarillos para que ya no sangrara más, la boca me duele, tengo unos "sapitos" y me duele comer, también me pusieron medicina para eso. Quiero dormir, estoy cansada.

Estoy toda llena de baba, no puedo tragar, me duele mucho la boca, la tengo llena de "ayayais" y me sangra por cualquier cosa, quiero llorar todo el día, me quiero ir a mi casa. Como tengo días que no como, me pusieron un "alimento" por la vena, son unas bolsitas blancas que dice la doctora que hacen que coma por ahí. Ojalá no estuviera enferma, no quiero tener más esa pelota por dentro, ya nada más tengo una pero no la quiero. Si no la hubieran encontrado no estuviera aquí, quiero estar en casa con mamá, Pedro y papá. No me gusta la quimio, me duele que me chucen siempre, estoy muy cansada, me duele que me toquen, me siento fea, quiero mi pelito de vuelta, ya no tengo ni pestañas ni cejas. Quiero bailar y no puedo, quiero jugar y tampoco puedo, ya no me gusta este lugar, no quiero que la gente me mire. Pienso que es mejor irse para el cielo y así no me pinchan más. No quiero ver a nadie, solo quiero llorar, me duele vivir.

No sé dónde estoy, veo borroso, me pesan los ojos, los tengo pegados, debo estar llena de lagañas, me duele la boca todavía. Estoy en el cuartito de aislamiento, la doctora habla con la tía, dice que estaré aquí un par de días más. Ya este ciclo de quimio se está acabando, no sé cuánto tiempo llevamos, pero estoy cansada. No me quiero parar, tampoco puedo porque me canso.

Escucho que la doctora dice que el doctor del riñón viene hoy, la tía está llorando y no sé por qué. Yo también quiero llorar y tampoco sé por qué, ojalá mamá y papá estuvieran acá. Espero que mamá todavía me quiera, la extraño, no sé cuándo viene, yo sí la quiero, quisiera tener la estampita que me dio para darle un besito y que ella lo sienta, pero no me puedo mover para buscarla. Si me imagino la estampita y le doy un besito, ¿sirve igual? Puedo intentar. Mamá, te quiero; papá, te quiero también, Pedro, quiero jugar al fútbol contigo y con Iker; llévame a la quebradita, por favor, sácame de aquí…

CAPÍTULO 12

Tengo diez días con fiebre, mamá llegó hace algún tiempo, pero no sé exactamente cuándo, hay cosas de las que no me acuerdo. Sigo en el cuartito de aislamiento, todavía hay días que me ponen plaquetas y plasma por las venas, a veces me sangra la nariz, otras veces la boca, no tengo mucha fuerza. Solo quiero dormir, escucho la voz de mamá hablar con el doctor del riñón, él me trata bien, parece buena persona, también está la doctora Sabrina.

—Amanda está muy débil, continuaremos con la nutrición parenteral hasta que coma mejor —dijo la doctora Sabrina.

—La función renal del único riñón de Amanda es mala, quiere decir que no está funcionando casi nada, hemos decidido parar la quimioterapia por ahora a ver si podemos hacer que el riñón trabaje mejor —continuó el doctor del riñón, pero yo no entiendo muy bien qué dice, solo sé que por ahora no me van a dar quimio, seguro empiezan mañana o pasado mañana.

La doctora le dice a mamá que hasta no saber si mi riñón trabaja mejor la quimio estará parada y cuando me recupere de la fiebre me harán una tomografía para saber el tamaño de la pelota que quedó.

—Señora Mina —dijo la doctora— la situación de Amanda es delicada, puede que nunca recupere la función renal y que el nefroblastoma siga creciendo, de ser así se puede probar con radioterapia, pero pronto tendremos que poner a Amanda en diálisis para que haga la función del riñón.

—¿Cómo es la diálisis? —preguntó mamá.

—Hay que ponerle un catéter a Amanda en la cavidad abdominal, la diálisis es peritoneal, se le mete una cantidad de líquido y se saca otra por el catéter tres veces a la semana, esto limpia y saca los productos de desecho del cuerpo de Amanda, imagínese que es como si pusiéramos un riñón fuera de su cuerpo.

—¿Hasta cuándo es eso?

—Hasta que lo necesite, puede ser para toda la vida…

—¿Y si el tumor crece?

Solo escuché una pausa y un suspiro de la doctora, mamá está llorando, no logro abrir bien los ojos para verlos.

—Si el tumor crece es poco lo que se puede hacer porque ya el riñón no funciona bien, trataremos de hacer lo que se pueda, pero el pronóstico no es bueno, puede que en algún momento quedemos en cuidados paliativos, que son las medidas médicas y los tratamientos mínimos para que Amanda viva lo mejor que pueda.

No escuché más al doctor ni a la doctora, solo escucho un silencio y de vez en cuando suspiros de mamá.

Hoy desperté temprano, me siento mejor, mamá está durmiendo en una silla a mi lado. Sigo en el cuartito que no me gusta, es mejor mi cama afuera. Veo a una de las enfermeras entrar.

—Hola, Amanda, me da gusto verte despierta y sentadita. Ya van a traer el desayuno. ¿Te animas a comer algo?

Le respondí con la cabeza para no despertar a mamá, pero ya se había despertado cuando la enfermera me habló.

—¡Amanda!

—Hola, mamá.

Mamá se levantó de la silla y se sentó junto a mí, me dio un abrazo grande. Vamos a tratar que comas algo.

—No tienes fiebre hoy, esperemos que pases el resto del día así, dijo la enfermera.

Mamá está pálida, se debe sentir mal. La sala está decorada de blanco, rojo y verde, tiene arbolitos de Navidad y guirnaldas por todas partes. Debe ser que se acerca la Navidad.

Me comí la gelatina que me dieron, pero estoy llena, mamá me dijo que no había probado nada en semanas, trataron de ponerme una sonda por la boca que me llevara la comida al estómago, pero como sangraba me la quitaron. Mamá salió corriendo al baño, algo le debe pasar. Trato de comer más pero no me provoca nada. Mi panza ha crecido, está muy grande y me pesa, veo a mamá entrar, está más pálida.

—Mamá, ¿estás bien?

—No mijita, estoy revuelta, tengo varios días así, voy a cruzar al hospital de los adultos para que me revisen, quédate quietita que ya vuelvo.

Mamá se fue y llegó la doctora Sabrina, viene hacia mí sonriendo.

—¡Amandita! Qué alegría. ¿Cómo te sientes?

—Bien, me comí una gelatina.

—Qué bueno. Déjame revisarte un momento.

La doctora me tocó la panza, me escuchó los pulmones y me revisó la boca. Me dice que me veo mejor y que necesito comer para que me quiten la nutrición que va por la vena.

—Amanda, hoy viene a verte una doctora que te va a hacer preguntas sobre cómo te sientes, ella trabaja con la psiquiatra que ve a tu mamá de vez en cuando. Por cierto, me encontré a Mina cuando yo iba llegando y me dijo que se sentía mal del estómago, mejor que se fue a ver, no vaya a ser que tenga un virus y te lo pegue a ti ahora que estás un poco mejor. Yo regreso al rato a ver qué le dijeron a tu mamá.

Veo a Mario desde la ventana, me está saludando, él me hace reír, lo saludé con la mano y ahora está entrando la enfermera. Me dice que afuera me esperan varios amigos, que estaba malita y me la pasaba durmiendo. Ya pronto es Navidad y habrá una fiesta pronto. También dice que en esta época traen muchos regalos al hospital y sobre todo a esta sala, así que trate de comer para estar fuerte para que pueda participar en todo.

Me cuesta levantarme, no tengo fuerza, veo a mamá acercarse y entra con cara rara.

—Amanda, no te levantes, yo te ayudo.

—¿Cómo estás, mamá?

—Ay, Amanda, no sabes, no tengo ningún virus. Vas a tener un hermanito. Por eso estoy revuelta. Ahora llamo a papá para avisarle la noticia y a Pedro. La tía Julia me lo dijo ayer por teléfono, pero yo le dije que no creía.

—¿Un hermanito?

Mamá se toca la cabeza mil veces, debe ser que está pensando cómo le va a poner al hermanito nuevo, ojalá sea niña para poder jugar con ella y llevarla a la quebradita y que juegue conmigo y las muñecas.

Ya han pasado varios días y me regresaron a la sala, extrañaba mi camita, aunque yo sé que es del hospital ya la siento mía. Tenía varios regalos en la mesita junto a la cama, dice mamá que es de los que traen al hospital por ser Navidad, mamá me dijo que tiene que volver al pueblo porque el tío José se ha puesto malo y tiene que ir a ayudar en algo a la tía Julia, que me tengo que quedar unos días sola, que ya pidió permiso a la doctora Sabrina y le dieron permiso de ir. Nunca me he quedado sola en el hospital, pero dice que no debe demorar, solo unos cuántos días. La doctora nos dijo que el catéter para la diálisis me lo ponen la próxima semana y mamá dice que para esa fecha ella ya debe estar acá.

Mañana hay fiesta de Navidad, quiero ir para escuchar a la gente que va a venir a cantar la música navideña, los villancicos que le llaman.

Mamá se despidió de mí temprano, me dio un beso y estaba vestida de negro, mamá nunca se viste de negro, es raro, iba con cara muy triste, debe ser que no quiere irse y dejarme solita.

—Amanda, vengo en unos días, pórtate bien, te quiero mucho.

—Te quiero, mamá, llévale a Pedro esta pelota que me regalaron, yo no la voy a usar acá, él sí en la casa. Dile que lo extraño y a papá también.

Es de tarde y nos vinieron a buscar para ir a la fiesta, me ayudaron a sentarme en la silla de ruedas y me pusieron una mascarilla. Había mucha música, comida y payasos. Mario está al lado mío, dice que ya mañana acaba su ciclo de quimioterapia y se va a casa, ya no tiene que regresar hasta después de año nuevo para unos exámenes, por lo que le entendí ya no tiene que recibir más quimio por mucho tiempo más, algo así, y me contó que no conoció a Mariano, pero sí le escribió una carta y que su papá la puso en un cuadro en su cuarto.

Me gustan los villancicos, la gente se ve feliz, ojalá Pedro pudiera estar conmigo. Estoy cansada, la panza es muy grande, dice la doctora que está llena de líquido y que pronto me lo sacan. Ya ha pasado como una hora, pero me quiero ir a la cama, la ayudante de la enfermera me va a llevar de vuelta, quiero dormir. Me dieron dos regalos más, quiero abrirlos, pero primero me voy a acostar.

En tres días me ponen el catéter, mamá aún no ha llegado, dice la doctora que cuando me pongan el catéter voy a ir a otra sala, una que llaman Medicina 5, voy a tener un cuartito especial para mí, pero yo no quiero ir, no voy a conocer a nadie y me gusta esta. Quiero llorar, pero voy a tratar de no hacerlo, la doctora dice que mientras no me den quimioterapia o radioterapia de nuevo estaré allá, pero que ella me va a ir a visitar igual. Ojalá mamá llegue antes que me pongan el tubo en la panza, porque no me va a encontrar si no estoy aquí.

CAPÍTULO 13

Mañana es la cirugía para ponerme el catéter. Mamá llegó ayer en la noche, sigue vestida de negro y con cara triste. Me puse feliz de verla, cuando esté mejor de la cirugía me van a llevar a la otra sala, extrañaré esta, aunque dice la doctora Sabrina que es por un tiempo solamente.

—Amanda, Pedro te mandó una carta y papá te manda muchos besos. En la otra sala puede entrar a verte, así que está planeando para venir en una o dos semanas con Pedro que está de vacaciones. Ya acabó sexto grado y le fue muy bien, aproveché para reunirme con la maestra. Le toca pasarse de escuela, pero tu padre sigue terco que no quiere que siga la escuela, dice que con llegar hasta sexto grado es suficiente.

Abrí la carta de Pedro y mamá me la leyó:

"Hola hermanita: te extraño mucho, espero que te vaya bien en la cirugía, ya quiero verte. Te cuento que Iker está súper terrible, corretea a todas las gallinas de la tía Julia, como el tío José ya no está, ya no habrá quien lo persiga a él. El gallo amaneció patas

arriba un día, y estaba tan duro que ni para comer servía, así que conseguí un despertador en el chino del pueblo para despertarme, aunque papá es el mejor despertador, me despierta antes que suene el de verdad. Te quiero y extraño.

Pedro."

—Mamá, ¿dónde está el tío José?

Mamá se quedó callada y se le salieron unas lágrimas.

—Se fue al cielo, Amanda. Lo encontraron malito un día y lo llevaron al pueblo, había que llevarlo al hospital en David, pero no llegó. Dice la tía Julia que le dio algo en el corazón. Estamos muy tristes y la tía Julia más. La tía te mandó muchos besos y dice que pronto viene a verte y así agarra un aire. Tuve que ir al funeral del tío y a ayudar a la tía a organizarlo todo. Papá se quedó a ayudar a la tía Julia con la finca y a organizar cosas de adultos, la tía Pachita está mientras en la casa con la tía Julia para que no se quede sola.

Mamá está triste, pobre tía Julia, el tío siempre me decía que yo era su sobrina favorita. Lo voy a extrañar. Dice mamá que nos va a cuidar desde el cielo.

Hoy vino a verme uno de esos doctores que me duerme en el salón de operaciones y el cirujano vino temprano y habló con mamá para explicarle cómo será el procedimiento. Dice que es algo rápido y me dijo que no me preocupara por nada. Me dijeron que no comiera nada después de las seis de la tarde. Mamá me mandó a que me durmiera temprano como siempre. En tres días es Navidad, me dijo Mario antes de irse a su casa que debía pedir un deseo para que se cumpla, que si uno lo pide con muchas ganas se cumple, voy a pensar qué puedo pedir.

—Amanda, despierta, te vinieron a buscar.

La voz de mamá está diferente. Trato de abrir los ojos pero me pesan. La que habla es la enfermera, mamá no está.

—¿Dónde está mamá?

—Ya viene, fue al baño, Amanda.

Me pasaron a la camilla y en eso apareció mamá, pálida otra vez. Me acompañó hasta la entrada del salón de operaciones, me dio un beso y me deseó buena suerte. Me llevaron a uno de los cuartos y me está esperando el doctor que me va a dormir, también está el doctor que me va a meter el chuzo en la panza.

—Niña, vas a respirar profundo mientras cuento hasta diez —dijo el doctor.

Empezó a contar, me está dando sueño, veo a Max y a Iker durmiendo, también está el tío José y la tía Julia llorando, papá está dormido en la hamaca…

—Amanda, Amanda…

Siento que me tocan un brazo, los ojos los tengo pesados, me cuesta mucho abrirlos. Me siguen llamando y logro mirar alrededor. Es una muchacha con uno de los sombreritos graciosos que usan las enfermeras, así que debe ser enfermera o lo pidió prestado. Me dice que en un rato me llevan a la sala, que está muy cerca, no hay que usar elevador. Mamá no está aquí, ojalá esté esperando afuera. A lo lejos escucho una música, tenía días que no escuchaba canciones, me gusta mucho la música, ojalá pudiera ser bailarina, por mientras bailo en la mente, es divertido imaginarlo.

Me llevan a la sala esa que llaman Medicina 5, me saluda una enfermera, nunca la he visto, es como de la edad de la tía Pachita, su piel es oscura y también es un poco rellenita, debe ser que come mucho, aunque mi panza es más grande que la de ella. La sala también está decorada de Navidad, tiene hasta un arbolito con lucecitas de colores y un lazo grande en la punta. Me pusieron en un cuartito que está frente a donde se ponen las enfermeras, le llaman estación, así como las estaciones de trenes. Es un cuarto para mí solita, mamá está llegando y me da un beso en el cachete. Hay una cama y una silla de metal para que mamá se siente, no tiene ventanas ni televisión, tiene un aire acondicionado para mi solita. Me cargaron y me acostaron en la cama, aún no puedo caminar bien porque las piernas están débiles, hay una silla de ruedas de metal con el asiento azul que está doblada en una esquina, es la misma que usaba en la otra sala. Me dice la enfermera que pronto puedo comer y que viene la comida, que trate de comer lo que pueda. Ya no quiero que me pinchen más, las venas cada día están más delgadas y les cuesta encontrarlas a los que me sacan sangre, a veces me chuzan muchas veces antes que las encuentren. Tengo sueño, voy a dormir un rato.

Es de noche, mamá no está, escucho ruido, es un doctor de esos que visten todos de blanco,

—Hola, Amanda, tenía tiempo que no te veía, ¿cómo estás?, ¿te acuerdas de mí?

—Sí.

—¿Estás segura? Soy el doctor Juan Carlos.

—Sí, el doctor flaco que siempre está feliz.

—Ja, ja, ja, que bueno que te acuerdes. Te tengo que sacar sangre, pero va a ser un momentito, vine a sacártela yo, porque el interno dice que eres de venas difíciles. Te prometo que va a ser rápido.

Me sacó sangre de una vez, la verdad es que no demoró. Se quedó hablando conmigo un rato y me preguntó por mamá, pero no sé dónde está, debe haber ido a tomar café como siempre.

—¿Quieres que te pase tu radio y los audífonos?

—La radio, los audífonos están dañados.

Me pasó la radio y se despidió.

Parece que en tres días es Navidad, mejor pienso en un deseo para que se cumpla como me explicó Mario. En verdad ya sé qué es lo que quiero, no es difícil saberlo.

Sentí que alguien corría hacia la estación de enfermería y por teléfono dijo que llamaran urgente al médico de turno. Estoy escuchando música y sale una voz del techo que dice:

—Médico residente, urgente a la sala de Medicina 5, Médico Residente Urgente a la Sala de Medicina 5.

Esa es esta sala, pero no es por mí, yo estoy bien. Mamá llegó corriendo y cuando me vio me abrazó.

—¿Amanda, estás bien?

—Sí, quiero comer galletas de chocolate.

—¿En serio?

—Sí.

—Mañana preguntamos si puedes comerlas y te traigo unas.

—Está bien.

Se escuchaba mucho ruido en la sala, la enfermera de turno hablaba por teléfono, otras corrían, se escucha alguien que grita y llora muy alto, estoy asustada, mamá trató de cerrar la puerta del cuarto, pero no cierra del todo y se sigue escuchando. Debe ser que alguien se puso malito, pasa a menudo que llaman a los médicos residentes por el techo, creo que ellos viven en el hospital como yo. Me deberían llamar Amanda la niña residente. El ruido de la sala enredada se escuchó como media hora, luego mamá abrió la puerta y me dijo que la enfermera se hallaba escribiendo en la estación. Las enfermeras escriben mucho, deben tener las manos cansadas.

Ya amaneció, dormí bien en esta cama nueva. Mamá ya está bañada y con dos trenzas lindas, quiero volver a tener pelito para que me hagan trenzas, ojalá me creciera de nuevo. Llegó una doctora que nunca había visto, y entró con dos de esos doctores de blanco que siempre están por el hospital.

—Buenos días, tú debes ser Amanda…

—Sí, yo soy, y ella es mamá.

—Hola, yo soy la doctora Isis, yo me encargo de esta sala. Ya la doctora Sabrina me explicó tu caso, yo te seguiré viendo todos los días acá, ella también vendrá a verte y el doctor Flores vendrá muy a menudo.

Ella siguió hablando a los que la acompañaban, saludó a mamá y le dijo que cualquier cosa le avisara y que estaba a la orden, les dijo:

—Amanda tiene un tumor de Wilms bilateral, diagnosticado este año, ella tiene cinco años, le hicieron nefrectomía unilateral y del otro riñón ha quedado un pedacito que con las quimioterapias no está funcionando adecuadamente. Ayer le pusieron un catéter de *Tenchkoff* para empezar diálisis peritoneal.

Luego miró a mamá:

—Señora, hay que esperar más o menos dos a tres semanas para que haya cicatrización donde le pusieron el catéter a Amanda e iniciar la diálisis peritoneal, por ahora esperamos que se recupere y que coma para que esté lista.

Me revisó la panza, me escuchó los pulmones y se puso a escribir en el expediente. La doctora es bajita, tiene el pelo negro, no muy largo, usa lentes, la piel es como la de mamá y es delgada. Tenía puesta una batita de colores y muñequitos graciosos, luego de examinarme nos dijo que pasáramos feliz Navidad y que nos veía el martes. Dice mamá que es viernes y que el lunes no se trabaja, aunque en verdad nunca he visto que en este hospital no trabajen, siempre hay alguien, no cierra.

Trajeron más regalos, nunca había recibido tantos regalos juntos, no sé qué voy a hacer con todo lo que me han dado y como todos son de niñas ni se los puedo dar a Pedro. Dice mamá que se ha sentido mejor estos días, hoy es Navidad, ojalá mi deseo se cumpla. En esta sala sí hay hora de visita, es a las seis de la tarde, pero a mí nunca me visita nadie porque en la otra sala no se podía, igual toda mi familia vive en Gualaca y no tengo amigos acá en Panamá.

Mamá me dijo que me quedara tranquilita que ya venía, que no demoraba, ya tengo sueño, parece que en esta sala no hay mucha gente, dice mamá que es porque es Navidad. Pasó a verme una doctora de esas que visten de blanco, parece que tiene que evaluarme en el turno, a veces hacen eso. Tiene los ojos claros, dice mamá que una de mis abuelas los tenía del color del mar, esta no los tiene así, parecen del color de la grama.

—Hola, Amanda, ¿cómo estás?

—Bien.

—Te voy a revisar un momentito. Tienes muchos regalos, ¿quieres que te pase alguno para que juegues?

—La muñeca.

—¿Es esta? Me gusta el vestido. ¿Cómo se llama tu muñeca?

—Solo le digo muñeca.

—Deberías ponerle un nombre. ¿Me dejas revisarle la panza a tu muñeca?

—Sí.

La doctora examinó primero a mi muñeca y luego me tocó mi barriga, no me duele. Me dijo que descansara y se fue a escribir a la estación de enfermería. Nadie había revisado a mi muñeca antes y es verdad, no tiene nombre, le voy a poner Lucecita, porque hoy es Navidad y están las luces del árbol encendidas.

Al rato llegó mamá sonriendo y con cara de felicidad.

—Amanda, te traje una sorpresa.

—¡Papá! ¡Pedro!

No lo podía creer, lo que me dijo Mario era cierto, los deseos se cumplen cuando uno realmente los quiere. Traté de levantarme, pero no pude, papá me abrazó muy fuerte y Pedro se sentó a mi lado. Mamá lloraba y no sé por qué si debería estar feliz. Qué alegría tenerlos conmigo, no tengo nada más que pedir en esta Navidad.

CAPÍTULO 14

Ya es viernes otra vez; ahora viene el año nuevo. Dice mamá que este año que viene será mejor y que el 2001 nos traerá muchas alegrías. Yo lo que quiero es ir a casa, ahora que papá y Pedro han estado en la capital, no quiero que se regresen, y si se van, me quiero ir con ellos. Papá dice que tiene que volver pronto, apenas pase el treinta y uno se regresa a trabajar con Pedro. Todavía no deciden si Pedro continúa en la escuela o se queda trabajando con papá. Acá se están quedando en la casa con la prima Inés, dice mamá que ya tiene una panzona, que como en tres meses tiene a la bebé. Es niña y dice que le va a poner Isabel, me gusta ese nombre. La prima siguió trabajando pero no en la Universidad, dice mamá que lo hará después que tenga a la niña, pero que ella cree que va a ser difícil que vuelva.

Llegó la doctora Isis con los que siempre están con ella:

—Hola, Amanda. ¿Lista para el 2001?

—Hola.

—Señora —le dijo a mamá—. Amanda ha estado mejor esta semana. Si ustedes quieren les puedo dar permiso de salida hasta el lunes y regresan ese día en la tarde.

—Sí quiero —dijo mamá.

—Perfecto, hago el papeleo y nos vemos el martes. Lleven la silla de ruedas y que se diviertan.

La doctora le hablaba a mamá mientras me revisaba, luego se despidió y nos deseó un feliz año.

Mamá está feliz, dice que va a llamar a papá, sacó el telefonito negro que a veces le sirve y trató de llamarlo, pero no resultó, dice que le salía apagado.

—Quédate tranquilita, Amanda, voy a llamar a la casa de Inés a ver si me contesta papá o Pedro. Ella debe estar trabajando, así que no estará en casa.

Ya me puedo mover más, ayer traté de levantarme y me pude quedar de pie un rato, las piernas me tiemblan cuando hago eso, pero la doctora dice que tengo que moverme para volver a agarrar fuerza. Me puse a jugar con mi muñeca, Lucecita; le voy a cambiar el traje para que esté bonita para ir a pasear.

—¡Amandita!

—Hola, doctora Sabrina

—Qué alegría verte sentada y jugando, vine a desearles feliz año. ¿Cómo te sientes? ¿Y tu mamá?

—Yo bien. Mamá fue a llamar a papá, está en casa de la prima Inés acá en Panamá. La doctora nos dio permiso de salir el fin de semana, así que fue a llamarlo para avisarle.

—¡Excelente! Que te diviertas, Amanda; cuídate mucho, acuérdate de comer y pasarla bien. Me saludas a tu mamá y a tu papá. Feliz año nuevo, Amanda.

—Gracias.

Ya es año nuevo; estamos en la casa de la prima Inés, es pequeño el apartamento, lo comparte con una amiga, pero ella se fue al interior a pasar la fiesta. La prima me dio su cama anoche para que durmiera ahí, los demás están durmiendo en colchones. La prima tiene la panza grande, me dejó ponerle la mano en la barriga para sentir a la bebé, se mueve mucho, me da risa cuando lo hace. En un ratito vamos a cenar, mamá hizo arroz con pollo, plátanos en tentación y la prima hizo una ensalada de esas que son moradas y que a mí no me gustan. Pedro está viendo televisión, dice que tiene que aprovechar porque mañana se van a casa. Los voy a extrañar, ojalá no se tuvieran que ir. La prima tiene las piernas hinchadas, dice mamá que es porque no para y trabaja mucho. La mandó a sentarse en el sofá y a levantar las piernas. Pronto es la hora de comer, se supone que hay que esperar a las doce de la media noche para comer, pero papá ya tiene hambre y me dijeron que me tengo que acostar temprano a descansar.

Sirvieron la comida, mamá dijo que cada uno pidiera un deseo de año nuevo en la mente, y dijo una oración. La comida está rica, me gustó el arroz con pollo de mamá, se parece al que prepara la tía Julia, la ensalada ni la probé, pero papá repitió dos platos. A Pedro le gustaron los plátanos, se comió como cuatro. Me está dando sueño, creo que me voy a acostar un rato o tal vez ya hasta mañana. Es tarde; papá me acompañó al cuarto de la prima y me ayudó a subir a la cama, fui caminando para practicar, como me dijo la doctora.

Papá está sentado a mi lado y me soba la cabeza, me gusta, me da sueño. Me dio un beso en la cabeza.

—Te quiero Amanda, duerme tranquila, todos los días rezo para que te cures y ya podamos estar todos juntos. No me quiero ir, pero tengo que trabajar, espero que me entiendas.

—Te quiero, papá.

Se me cierran los ojos, me estoy durmiendo, mañana regreso al hospital con mamá, me gusta que me soben la cabeza, se siente bien…

No me gusta despedirme de ellos, me pongo triste. Papá y Pedro se van a la terminal y nosotras al hospital otra vez. Quisiera que estuviéramos siempre juntos, pero hasta que no me cure, si es que me curo, no va a poder ser. Ya pronto es mi cumpleaños, dice papá que va a tratar de venir para cantarme cumpleaños y darme un gran abrazo.

Llegamos al hospital y no hay mucha gente, A la enfermera que está en sala la conozco, nos recibió amablemente, no me acuerdo su nombre. Dice que el hospital está tranquilo porque en las fiestas no viene mucha gente, que lo que sí está lleno es la sala de quemados, porque se queman con las bombitas y los fuegos artificiales. Además, dice tener suerte de no estar allá porque la sala de quemados es muy pesada. No sé qué quiere decir, debe ser que le cuesta cargar algo de la sala, porque es muy grande.

Estoy con mamá en el cuarto, la doctora Isis llegó a vernos; habla con mamá sobre el año nuevo y no sé qué más; yo estoy jugando con Lucecita. También llegó la doctora Sabrina, se cortó el cabello, me gustaba más su pelo largo, pero no se ve mal. Le dicen a mamá que han decidido operarme otra vez, para tratar de sacarme la pelotita que queda en el riñón, que si no la pueden sacar hay que quitar el resto del riñón que ya casi no funciona. Según entendí es que me van a dejar un riñón de mentira si hacen eso, uno que es una maquinita afuera del cuerpo por el catéter que ya me pusieron en la panza. Mamá salió del cuarto con ellas y me dijo que ya regresaba. Parece que me tienen que operar de nuevo.

Tengo ganas de hacer "pupis", ya he ido varias veces, mamá me lleva al baño de seguido y le avisó a la enfermera; ella dice que tengo diarrea. Vino la doctora de los ojos de color de hierba seca, me mandó a poner una venoclisis, no me siento bien. La enfermera me puso un pañal para que no me tenga que levantar tanto, no paro de hacer del cuerpo y estoy mareada. La doctora regresó y le dijo a la enfermera que me van a llevar a cuidados intermedios, me dijo que iba a tomar unas muestras de sangre y pidió hielo, espero que no se vaya a tomar mi sangre, ¡guácala!

Tengo mucho sueño, voy a dormir, me siento débil, escucho a la doctora decir que estoy muy deshidratada, a pesar de las venoclisis que me han puesto. Hay mucha gente a mi alrededor, no escucho a mamá, me están poniendo en una camilla, creo que la gente no habla porque no escucho nada, solo hay silencio y veo todo blanco.

Escucho pitos y alarmas, no me puedo mover, tengo algo en la garganta, debe ser lo mismo de la vez pasada, quiero toser y no puedo, tampoco puedo hablar ni abrir los ojos. Hay gente que habla, me parece escuchar al doctor de la cabeza de algodón, no escucho a mamá. ¿Qué habrá pasado? Estoy asustada. Me metieron algo en la garganta, creo que es agua, duele, parece que sí puedo toser, pero no sale el ruido, siento que no puedo respirar.

—Amanda, quédate tranquila, trata de no moverte mucho.

Escucho una voz de hombre que me habla, creo que es el doctor bueno. Está hablando con una mujer.

—Amanda tiene un tumor de Wilms bilateral, con nefrectomía unilateral, ha estado en quimioterapia, pero se suspendió por insuficiencia renal importante. Se le colocó catéter de *Tenchkoff* para diálisis peritoneal pero no las ha empezado aún. Hace tres días empezó con cuadro de evacuaciones diarreicas abundantes conllevando a una deshidratación severa y desequilibrio ácido base, con una acidosis metabólica con pH en 6.9. Convulsionó en tres ocasiones. Está con cobertura antibiótica, en el cultivo de heces creció salmonella. Otros dos miembros de su familia están con salmonella también. Hoy su gasometría está mejor, el pH está en 7.2 y el bicarbonato en 20.

—¿Esta niña está en cuidados paliativos? —dijo la voz de mujer.

—No, tenía programada la nefrectomía del otro riñón para la resección total del tumor, pero empezó con este cuadro. La creatinina está en 6.2, hay que tratar de empezar la diálisis rápido, pero estando acá se le puede hacer recambio para que mejore su estado renal. Ya el doctor Flores está enterado y viene a dar las recomendaciones.

—¿Y esta niña tiene pronóstico?

—Bueno, si se logra resecar la masa estará con diálisis permanente, hay que tratar, ¿no?

—Mal pronóstico —dijo la voz de mujer.

Sigo sin poder moverme, estoy atada, el tubo en la garganta me molesta. Veo al doctor de la cabeza de algodón sentado escribiendo, me están limpiando el catéter de la panza, no me duele, parece que estoy mejor, sigo con pañal y tengo algo por donde uno hace pipí. La enfermera vino a ponerme algo por la vena, me sonrió y me tocó la cabeza. Tengo sueño otra vez, no sé cuánto tiempo ha pasado, no he escuchado a mamá, no sé qué día es hoy, no sé nada. ¿Qué será un mal pronóstico? ¿Algo así como que va a llover? Eso dice una de las señoras que da noticias, ¿será que va a llover acá dentro? Pero hay techo, no me quiero mojar, quiero a mamá, la necesito, ojalá venga pronto.

CAPÍTULO 15

—Amanda, despierta, te vamos a sacar el tubo endotraqueal. Cuando te diga que tosas tose por favor.

Veo al doctor de la cabeza de algodón, tiene guantes, mascarilla, una batita celeste. Sé que es él por su pelo blanco; algún día le preguntaré si puedo tocarle el pelo, debe ser suave. No me duele nada, me está mandando a toser, ya me sacaron el tubo, puedo hablar, pero estoy ronca, puedo llorar, pero no gritar, porque me duele la garganta.

—Muy bien, Amanda, lo hiciste muy bien. Te van a poner una mascarita para que puedas respirar mejor. Ya pronto es la hora de visita, tu mamá está afuera esperándote. Ella estuvo algo enferma, también, con diarrea, pero ya está mejor. Ya pronto estará aquí contigo.

Me siento bien, un poco cansada. Esto de estar acostada y dormir todo el día cansa, no sé por qué. La muchacha de allá se parece a la prima, habla con el doctor bueno y otra señora con cara de brava. Hablan y miran para acá, la voz de la señora brava se parece a la que dice el estado del tiempo, su piel es oscura y es alta, usa anteojos, creo que me asusta, mejor cierro los ojos.

—Amanda, mi niña

—¡Mamá!

—Qué bueno que estás despierta, me alegro verte. Te extrañaba.

Mamá me dio un beso en la cabeza y trató de abrazarme, pero entre tantos cables es difícil, dice que le da miedo halar algún aparato o algún chéchere que tenga puesto. Me agarra la mano y me la soba suavecito, me gustan las manos de mamá, me hacen sentir bien.

—Señora Mina —dice el doctor de la cabeza de algodón—, Amanda está mejor. Reaccionó bien a la hemodiálisis que le tuvimos que hacer, ya está hidratada y se compensó luego de eso. El plan es estabilizarla por dos o tres días más y luego enviarla a la sala. Esta sala está muy llena, la vamos a pasar a la sala de cuidados intermedios mañana en la mañana. Más o menos en cuarenta y ocho horas estará de regreso en la sala de Medicina 5 para iniciar la diálisis peritoneal. Hay que programar la resección del tumor que quedó, y la del resto de riñón. Van a ser días difíciles, señora, pero hacemos todo lo que se puede.

—Doctor, quiero hablar con usted a solas.

El doctor se lleva a mamá a otro lado, hay como un cuartito al lado de donde estoy, quién sabe qué le va a preguntar. Este lugar es raro, hay silencio, pero la gente camina rápido, hay niños que duermen y niños despiertos, hay varias personas con gorros azules para taparse el pelo, otros con mascarillas y cosas que pitan y tienen alarmas, no hay tele, solo monitores. Tengo sueño, esperaré a que mamá regrese para dormir.

Ya pasaron como tres días, me regresaron a mi cuarto. Dice la doctora Isis que se alegra de verme, ella siempre está tranquila, nunca le he visto correr ni hablar alto. Hay otros médicos, de esos que se visten de blanco, con ella. Voy a preguntar qué día es hoy, pronto debe ser mi cumpleaños. Ojalá pueda comer dulce y soplar la vela, me gusta soplar velas y esta vez serán seis velitas, dice mamá que ya necesito mis dos manitas para decir cuántos años cumplo.

Tengo la silla de ruedas para que me muevan, la doctora dice que me va a mandar a alguien que hace terapias en las piernas para que me mueva y tenga fuerza para caminar. El doctor Flores también vino, dice que mañana empezamos la diálisis y que serán tres veces por semana, nos explica a mamá y a mí cómo funciona, en ese tiempo no me puedo mover mucho porque me va a entrar un líquido a la panza, se queda ese líquido dentro y luego lo sacan. Está con una enfermera, lo sé por el gorrito gracioso y porque casi todas usan falda y medias blancas, no sé cómo no tiene calor o picazón. Se llama Yoli y ella es la que vendrá los tres días.

—Hola, Amanda, yo soy Yesa, la de fisioterapia, te voy a hacer masajes y ejercicios para que agarres fuerza en estas piernitas y podamos bailar otra vez, ¿te parece?

—¿Bailar?

—Sí, a mí me dijeron que te encanta bailar.

—Sí, me gusta mucho.

—Bueno, manos a la obra.

Yesa le explica a mamá cómo hacer los ejercicios para que ella también me los haga, dice que al principio me puede molestar un poco, pero que poco a poco lo voy a ir tolerando. Mamá practica también, me gustan más las manos de ella.

Hoy es mi primera diálisis por la panza, la enfermera Yoli le explica a mamá cómo funciona todo, son varias horas que demora esto, pero dice que casi todo será de noche para que pueda dormir y no me tenga que quedar en la cama todo el día. La máquina es pequeña, las bolsas del líquido ese son transparentes como las de venoclisis, pero gigantes, hay tubos transparentes que se conectan al catéter de la panza. Ojalá no duela, dice que a las seis de la tarde empieza.

—Amanda, ¿cómo te sientes? —pregunta mamá.

—Bien.

—En cinco días cumples años, ¿qué quieres que te regale?

—No sé.

—¿No tienes nada en mente?

—Sí.

—Dime qué quieres.

—Cabello.

Mamá no me contestó nada, me dio un abrazo y salió del cuarto. Debe ser que fue a preguntar dónde venden cabello para que me pongan. Extraño mis trenzas y que me peinen, me gustan los pañuelos y las gorras, pero me gusta más mi pelito. Ya pronto son las seis de la tarde y empezará la diálisis.

—Hola, señora Mina, ¿cómo le fue a Amanda con la diálisis? Ya se acabó, voy a quitarle los cables del catéter.

—Bien, miss Yoli, no pitó nada y ella durmió bien.

—Excelente, el viernes es la próxima.

—Perfecto, ella cumple el domingo, ¿podrá comer dulce?

—Yo sí creo, pero pregúntele a la doctora Isis, a ver qué le dice.

—Gracias.

La doctora Isis llegó con los acompañantes vestidos de blanco, siempre tienen un carrito con los expedientes, apuntan y escriben. Me gustaría ver alguna vez los dibujos que hacen.

—¿Cómo estás, Amanda? —preguntó la doctora.

—Bien.

—¿Y la diálisis?

—Bien.

—¿Qué sentiste durante la diálisis?

—Creo que nada.

Mamá miraba atenta y respondió por mí.

—Ella estaba dormida.

—¡Qué bueno, me alegro!

—Amanda cumple el domingo, ¿podrá comer dulce?

—Sí puede, pero recuerden lo que les comentamos de la ingesta de líquidos, está medida y traten de no sobrepasar la cantidad y las recomendaciones de la comida. Esta semana debe venir la nutricionista para ajustar las comidas de Amanda.

—Gracias.

Ya es sábado, mañana es mi cumpleaños, mamá tiene que salir un rato y me voy a quedar sola por unas horas. Dice que ya se le ve panza, pero la verdad, yo no le veo nada, le veo la misma de siempre. Quiero saber si es hermanito o hermanita, yo quiero ponerle nombre, ya los tengo pensados.

—Ya vengo, Amanda, quédate tranquilita.

—Sí, mamá.

—Cualquier cosa, llamas a la enfermera.

—Está bien.

Mamá se fue y estoy sola, voy a jugar con las muñecas un rato y luego no sé qué hacer. Siento que tocan la puerta, pero no debe ser aquí; además, la puerta está abierta.

—¿Mario?

—¡Amanda! No te encontrábamos, mi mamá tuvo que preguntar a todo el mundo, pero llegamos.

Mario vino con su mamá, dice que se acordaron de que mañana es mi cumpleaños y me han traído un regalo.

—¿Puedo abrirlo?

—Claro que sí —dijo la mamá de Mario.

Me encanta abrir regalos, dentro hay varias binchas de esas elásticas para ponerse en la cabeza, son cinco, de varios colores, y me han gustado mucho.

—Gracias, son lindas.

—¿Y tu mamá?

—Salió un rato, viene más tarde.

Mario se quedó jugando "péscalo" un rato conmigo, luego se despidieron. La pasé muy bien; Mario es bueno, le está creciendo el pelo, ya no está tan cocobolo. Se ve diferente.

Ya amaneció. Mamá está dormida en la silla, hoy es mi cumpleaños, cumplo seis. Voy a levantarme para darle un beso a mamá.

—Amanda, mijita, ¿Qué haces?

—Te quiero dar un beso.

Mamá brincó de la silla y me dio un abrazo, me dijo al oído:

—Feliz cumpleaños mi niña bella, que Dios te bendiga hoy y siempre. Es muy temprano, ¿por qué no duermes otro rato?

—No tengo sueño ya.

Mamá prendió la luz y en mi cama veo atado un globo rojo de esos que vuelan, me gustan los globos, me hacen feliz.

—¿Te gusta?

—Sí.

—Te tengo un regalo, no es lo que querías, pero puedes jugar con ella.

Mamá sacó un regalo de abajo de la cama, el papel de regalo es azul con muchas estrellas y nubes, el lazo es blanco, no dan ganas de abrirlo, pero voy a abrirlo. Rompí todo el papel y dentro de una caja blanca hay una muñeca vestida de blanco con el pelo amarillo, largo, trae cepillo, colitas y lazos.

—Es para que la peines, Amanda, no te puedo regalar cabello, pero puede que te guste peinarla y hacerle peinados diferentes.

—Gracias, es bonita.

Mamá me dio un beso en la cabeza y creo que está llorando.

—¿Por qué lloras?

—Se me metió algo en los ojos. Vamos a bañarte y a arreglarte, en la tarde te vamos a cantar cumpleaños para que soples las seis velitas. Papá va a llamar más tarde para hablar contigo.

Ya comimos, mamá ha traído una mesita con un dulce rosado y blanco; tiene seis velitas, solo reconozco mi nombre, pero mamá dice que tiene escrito "Feliz cumpleaños, Amanda". Llegó la enfermera, la que la ayuda, uno de los doctores de blanco y otro que no me acuerdo quién es. Están cantando feliz cumpleaños y me toca soplar las velas.

—Pide un deseo, Amanda, dice la enfermera.

Soplé todas las velas y me aplaudieron, me gusta soplarlas, quiero comer dulce.

Ya mamá reparte dulce, está rico. Ojalá que el deseo se cumpla, Pedro siempre me dice que el deseo de cumpleaños tiene un año para cumplirse antes del próximo, ojalá sea cierto.

CAPÍTULO 16

Estoy jugando con mamá en la cama, la doctora Isis ya pasó a verme, dice que las pruebas de la función del riñón están mejor, que el doctor Flores debe venir hoy y la doctora Sabrina también, pronto debe ser la cirugía para terminar de sacar el tumor. Ya puedo caminar, poquito, pero puedo, siento que tengo más fuerza. Ya me acostumbré a las diálisis, a veces la máquina pita pero lo podemos resolver, la enfermera Yoli siempre está pendiente de los tubos y del catéter.

Estamos escuchando música, hay una buena y otra no tanto. El telefonito de mamá sonó, casi nunca suena, a veces llama papá, pero la que más llama es mamá cuando consigue la señal.

—¿Hola? —contestó mamá.

Se quedó escuchando y preguntó a dónde iba a ir para ir también, mamá tenía cara de asustada.

—¿Qué pasó mamá?

—Inés está con contracciones, dice que se le adelantó el parto y va en camino al hospital, este que queda al lado. Dice que vaya que está asustada. Voy a ir a encontrarme con ella. Quédate aquí tranquilita, vengo más tarde a avisarte qué pasó.

—¿Ya va a salir Isabel?

—Parece que sí.

Mamá me dio un beso en la cabeza y se fue. ¿Cómo será la pequeña? Quiero verla para jugar con ella. Me gustan los bebés, pero cuando lloran no me gustan, ni cuando se hacen "pupis" tampoco. En la radio está sonando la Macarena, tenía rato que la escuchaba.

—Dale a tu cuerpo alegría, Macarena, que tu cuerpo es pa' darle alegría, Macarena, dale a tu cuerpo alegría, Macarena, ey. Macarena, dale…"

—¡Amanda!

—Hola, miss Yoli.

—Niñita traviesa, puedes bailar, pero no bailes encima de los cables del aparato de la diálisis, los vas a desconectar y habrá un gran reguero.

La enfermera habla reída, pero en verdad creo que me está regañando.

—¿Y tu mamá?

—Fue a acompañar a la prima que va a tener bebé.

—Está bien, baila de este lado, Amandita.

La enfermera arregló unos cables y se fue. Tenía rato de no bailar, qué divertido, por lo menos las piernas me dejan bailar, aunque ya estoy medio cansada.

El doctor Flores y la doctora Sabrina vinieron a saludarme, me dijeron que todo está bien, me preguntaron por mamá porque quieren hablar con ella de la cirugía, pero como no está se fueron rápido. Dicen que ya tienen fecha de todo.

Ya es de noche y nada que llega mamá, ojalá venga pronto para que me diga cómo es la primita nueva. Tengo sueño, creo que dormiré hasta que regrese.

Mamá no está aún, o no la veo, ya es de día otra vez, ¿qué habrá pasado? ¿Cuánto demora en salir un bebé de la panza? La verdad no tengo idea, pero parece que mucho tiempo. Me trajeron el desayuno, el de hoy está rico y tengo hambre, voy a ponerle mantequilla al pan.

—Hola, Amanda.

—¡Mamá! ¿Y la bebé?

—Está bien, la dejaron hospitalizada porque como nació antes algo tiene en los pulmones, pero dicen los doctores que no es por mucho tiempo. Inés está bien también, cansada porque demoró en parir. Vine a bañarme y arreglarme para acompañarla un rato. Voy a esperar que pase la doctora para hablar con ella y al rato regreso.

—Ayer vino la doctora Sabrina y el doctor de las Flores, dice que ya tienen día de la sacada del riñón.

—Listo, mi niña, vamos a esperar.

Al rato llegó la doctora Isis. Le está explicando a mamá lo de la fecha, aparentemente es como en dos semanas, la cirujana también va a venir en estos días para hablar con nosotras. Hay que hacer un nuevo estudio que se llama GAT, CAT o no sé, para saber cómo estoy por dentro antes de que me abran.

Mamá se ha pasado estos días con la prima. Isabel nació hace cinco días y dice que hoy se van a casa; la va a acompañar para que se instale bien y luego viene. Dice que la bebé tiene el pelo negro como la noche y los ojos también, que se parece a la prima cuando era chica. Quería verla, pero dice mamá que cuando esté más grande o yo pueda salir, la veré. Va a tratar de tomarle foto para enseñármela. Hoy me hacen el estudio en la tarde, mamá no va a estar, pero me dijo la enfermera de la sala, la morena graciosa, que me van a acompañar para que no vaya sola.

En el estudio me fue bien, no me dio miedo. Mamá no regresó, debe ser que se enredó con la bebé y la prima, cuidar un bebé debe ser difícil.

—¿Amanda?

—¡Tía Pachita!

La tía me dio un abrazo y se sentó en la cama conmigo. Me dio una bolsa llena de mamones, sabe que me gustan.

—¿Cómo estás mi niña?

—Bien.

—Vine a encontrarme con tu mamá acá en el hospital, vine a conocer a Isabel y a ayudar a Inés para que Mina pueda estar contigo acá. Inés está enredada, no sabe nada de niños y menos de bebés. El tío Juan te manda saludos y se quedó con tus primos allá en el pueblo. Ella debe estar por llegar, me dijo que a las cinco de la tarde nos encontráramos acá para más tarde llevarme a la casa de Inés, porque no sé llegar y ella sí sabe.

La tía se quedó contándome de los primos y del tío, también dice que la tía Julia ya está más tranquila, se ha puesto a vender dulces para entretenerse sin el tío José y que le va bien. No ve mucho a papá porque siempre está trabajando y que Pedro sigue creciendo. Ya pronto debe entrar a la escuela, pero que papá se rehúsa a que vaya porque, como es en el pueblo, tendría que vivir con ella y él quiere que lo ayude en el trabajo. Ahora que son vacaciones Pedro acompaña a papá todos los días. Ya me imagino su cara, a él no le gusta ir al campo a machetear.

Mamá llego al rato, ella y la tía Pachita se abrazaron. La tía dice que ya a mamá se le ve panza, y creo que es verdad. Nos quedamos hablando las tres y mamá ya va a llevar a la tía Pachita a que conozca a la nieta. Dice mamá que llega tarde y que si estoy dormida me ve mañana. Me dieron un beso y se fueron.

Ya mañana es la cirugía de la panza, no sé si quiero ir, pero dice mamá que tengo que hacerlo y ser fuerte para que me vaya pronto a casa. La doctora que opera vino ayer a hablar con mamá, nos explicó todo. Es una señora seria, dice mamá que habla como maestra y que se aseguró de que entendiera todo. A mí también me habló y me dijo que todo debía salir bien. Hoy estuvo acá la doctora que me va a dormir, es muy linda, elegante; dice mamá que es medio china, pero habla español, le explicó a mamá qué es lo que va a hacer y que puede que después de la cirugía, si salgo sin tubo de la garganta del salón de operaciones, vaya a cuidados intermedios para vigilancia.

Mamá me mandó a dormir temprano como siempre que me van a hacer algo, no puedo comer desde la cena.

—Amanda, despierta, te vinieron a buscar.

Abrí los ojos y mamá está sonriendo junto a mí, está medio borrosa, pero es que tengo sueño, no sé por qué insisten en operar de noche. Me montaron a la camilla y me llevaron a la sala de operaciones. Me metieron en un cuarto y está la doctora chinita con gorro, mascarillas y vestida de verde. Oigo la voz de la doctora que abre la panza, habla alto y fuerte, como regañando.

—Amanda, te voy a poner algo por la venita y una mascarita; te va a dar sueño, no te preocupes por nada.

Me empezó a dar sueño y creo que me estoy quedando dormida, me veo bailando la Macarena sin música y papá está bailando conmigo, ¡qué mal baila papá!

Los ojos me pesan, hay pitos, gente hablando, logro ver a enfermeras y esos que se visten de blanco. No tengo tubo en la garganta, solo una mascarita transparente y los aparatos y cables de los televisores. Una enfermera se acercó y me sonrió, dice que ya me operaron, no me acuerdo de nada.

—Amanda, ¿estás bien?

—Sí.

Vino una señora blanquita con cara de amargada, parece que no le caigo bien. Me revisó, me escuchó el corazón y la panza. Anota cosas en una carpeta, debe ser el expediente.

—Doctor, llame al doctor Flores a ver cuál es el plan con esta niña.

Ella es como la que manda aquí, pero no se ríe, debe tener algún problema. Le dijo a la enfermera que si mañana estoy bien regreso a la sala porque necesitan el espacio. No sé qué significa eso, pero en la sala estaré con mamá y eso me gusta más.

Mamá vino a la hora de visita, me dijo que la doctora que me operó le dijo que todo había salido bien, que pudieron sacar todo el tumor y que ya no tengo riñón.

Es de noche y muchos duermen; al lado mío está un niño que me parece conocido, creo que lo vi en la sala de Hemato-Onco cuando yo estuve allá, a veces extraño esa sala, la gente era muy amable. Parece que está malito porque su mamá entró y se ha quedado con él y ella está llorando, creo que también lo operaron hace unos días, pero no sé de qué. Le dijeron a la mamá que lo dejara solo un rato y que cualquier cosa le avisan. El niño está despierto y está mirándome, como que quiere decir algo, le cuesta hablar.

—Hola, ¿quieres hablar?

—Sí.

—Yo soy Amanda, tengo seis años

—Yo tengo siete.

—¿Cómo te llamas?

—Enrique, me dicen Kike

—¿Qué tienes?

—Un cáncer, pero ya me falta poco para morir.

—¿Cómo sabes?

—Le dijeron a mamá, y ella llora.

—Lo siento.

—A veces veo unos niños trepados en ese estante al lado del televisor, me llaman para jugar con ellos, ahora mismo están ahí. ¿Tú los ves?

Miré al televisor apagado y al estante que dice Kike, pero no veo nada.

—No veo a nadie.

—Yo sí los veo, están sonriendo y me llaman a jugar con ellos.

—¿Quiénes son?

—No los conozco, pero tienen algo en la espalda y están vestidos de blanco, tienen una luz muy brillante alrededor y quiero ir a jugar con ellos, pero no puedo.

—No los veo.

—Tengo sueño, me voy a dormir.

—Chao, Kike, descansa.

No veo a los niños que dice Kike, pero se ve cansado, se quedó dormido y la enfermera corrió al lado de él, llamó a su mamá y también llegó su papá, vino el doctor Juan Carlos, que siempre está en el hospital. Les dijo que ya era hora y que se quedaran con él. ¿Qué hora será? ¿Para donde va Kike? Su mamá y su papá lo abrazan y lloran mucho, debe ser que lo extrañan y que quieren que esté con ellos. La enfermera apagó el televisor ese que ponen con los cables en el pecho y se los quitó, le puso la mano en el hombro a la mamá y se fue a escribir. Sus papás lloran, Kike está dormido, yo tengo sueño, creo que voy a dormir también.

Ya es de día, está la doctora enojada en un escritorio, la cama de Kike está vacía, debe ser que se fue a jugar con los niños que decía, hoy me pasan a la sala de Medicina 5, miss Yoli está aquí y dice que por estos días no me van a hacer hemodiálisis hasta que cicatrice bien la panza, que mamá está esperando en el cuarto.

CAPÍTULO 17

Dice mamá que está a punto de explotar, ya camina lento, tiene un barrigón, casi como el mío, según dice como en tres semanas nace Pablito, algunos días se ha tenido que ir a dormir a casa de la prima Inés para ayudar con Isabel mientras ella trabaja. La tía Pachita va y viene del pueblo, dice que no le gusta dejar tanto tiempo al tío Juan solo porque hace desastres y tiene que ver cómo van los primos en la escuela. Pedro vive ahí también porque papá accedió a que siguiera la secundaria por insistencia de mamá, me alegro por Pedro, porque es lo que él quería hacer. Ayer mamá tuvo cita con el doctor de la panza y dice ella que cuando empiece con contracciones debe ir al hospital que queda al lado de donde estamos. Papá viene en una semana para estar en la capital cuando nazca el hermanito. Ya lo quiero conocer, seguro se va a parecer a Pedro.

Las diálisis han ido bien, me quitaron la fístula del brazo para las hemodiálisis porque se infectó y solo me hacen las peritoneales, a veces se tapa el catéter ese que le dicen Tenchkoff pero miss Yoli sabe destaparlo, una vez me llené tanto de líquido en la panza que parecía un muñeco de nieve y me tuvieron que pinchar varios días seguidos la barriga para sacarme el líquido. Los doctores estaban tratando de hacer unos trámites para que me pusieran un riñón de otra persona, pero me tienen que mandar a otro país y es difícil por algo que me encontraron en un pulmón. Estos últimos meses he tenido tos de seguida, según la doctora Isis y la doctora Sabrina, dicen que es a causa del tumor que tenía en el riñón, que se fue un poco al pulmón, no he entendido muy bien, pero mamá sí sabe, ella pregunta mucho.

Desde hace como dos meses estoy en el programa de cuidados paliativos, pero no he visto que salga en la televisión en ningún programa, no sé qué significa la verdad, si acá me ponen lo mismo y las diálisis son las mismas. Veo a mamá cansada, debe ser que Pablito pesa mucho para cargarlo todo el día adentro.

—Amanda, creo que Pablito se va a adelantar, he tenido contracciones todo el día.

—¿Ya viene el hermanito?

—Creo que sí. El doctor me dijo que contara cuántas contracciones me dan en diez minutos, que cuando llegue a tres en diez minutos vaya al hospital.

Mamá agarró un cuaderno de dibujo de los míos y empezó a anotar, cada vez que le duele sopla como si estuviera apagando una vela de cumpleaños. Pobre mamá, le debe doler, parece.

—Amanda, creo que ya viene, rompí fuente.

—¿Qué es fuente, mamá?

Mamá empezó a llamar a la enfermera morena de la sala, y se puso a llorar.

—Mamá, ¿qué te pasa?

—No aguanto, Amanda

La enfermera llegó corriendo y al ver a mamá llamó al camillero. Rápido, la subieron a una silla de ruedas y se la llevaron. Creo que viene Pablito, ojalá pudiera ayudar a mamá.

Ya es de noche y no he sabido nada de mamá; estoy triste, ojalá todo haya salido bien. Tengo sueño pero si me duermo no sabré nada.

—Hola, Amanda.

—Hola.

—Vengo a sacarte sangre.

—Está bien.

Siento que las lágrimas se me están derramando, el doctor que siempre tiene la bolsita de donde saca todo, prepara las cosas para sacarme la sangre.

—¿Qué tienes? ¿Por qué lloras?

—A mamá se la llevaron a tener a mi hermanito hace horas y no he sabido nada.

—¿Dónde fueron?

—Al hospital de al lado.

—Déjame ver si puedo averiguar. ¿Cómo se llama tu mamá?

—Etelvina Candanedo, le dicen Mina.

—Si averiguo te aviso, no llores.

El doctor arregló los frasquitos de la sangre y se fue. Ojalá me avise. Voy a dormir un rato.

—Amanda, Amanda, despierta.

Al abrir los ojos, el doctor de la bolsita está parado junto a mi cama.

—Amanda, tu mamá está bien, tu hermanito acaba de nacer, hace como una hora, los dos están bien. Para que sepas y ya estés tranquila.

—¡Gracias!

El doctor se fue y me quedé sola otra vez. Ya nació Pablito entonces, tengo hermanito nuevo. Quiero verlo, ojalá Pedro estuviera aquí y papá también.

Es de día, la doctora Isis está conmigo, le conté que nació Pablito y se puso feliz. Dice que mi tos va peor, que me van a tomar una radiografía para ver si tengo algo dentro del pulmón, yo no me siento mal, creo que me he acostumbrado a toser, según ella en los laboratorios de ayer sale que tengo infección, pero no me ha dado fiebre y eso es bueno. Hoy me toca diálisis en la tarde y noche, así que la radiografía me la van a tomar antes que empiecen los recambios de la diálisis. Dice también que va a tratar de averiguar cómo está mamá y mi hermanito.

—¿Amanda?

—¡Papá! —pegué un grito enorme.

—¡Amanda!

Papá corrió a darme un beso, casi tumba la doctora Isis.

—Hola, soy el papá de Amanda, Vitolio para servirle.

—Mucho gusto señor —dijo la doctora—. Felicidades por el nuevo miembro de la familia.

—Muchas gracias.

La doctora se fue y papá se quedó conmigo sentado en la cama. Me contó cómo es Pablito, dice que no se parece a Pedro, que se parece a mí cuando nací, que tiene mucho pelo y que es negro, pesó casi ocho libras así que está cachetón. Me vinieron a buscar para llevarme a tomar la radiografía, papá me acompañó al lado de la silla de ruedas.

—Este hospital es grande —dijo.

No lo dejaron entrar a la radiografía, así que se quedó esperando afuera. Luego subimos a la sala y papá me dijo que se iba a quedar conmigo hasta que fuera la hora de la visita en la tarde para ir a ver a mamá y a mi hermanito.

Papá jugó conmigo cartas, es muy bueno, lo enseñé a jugar "péscalo" y le gané todas las veces. Papá no sabe leer muy bien, él llegó hasta tercer grado de la escuela y mamá hasta sexto, así que mamá lee mejor que él. Dice que casi no ve a Pedro porque como está en la casa de la tía Pachita se la pasa allá estudiando y casi no va a la casa, sube algunos fines de semana y como ya empezó la época de lluvias prefiere que se quede en casa de la tía.

La enfermera Yoli vino y está preparando las cosas para la diálisis, le presenté a papá y se quedaron hablando por buen rato; la enfermera es de un lugar cerca de Gualaca, así que ella conoce por esos lados.

A las seis de la tarde empezó la diálisis, papá fue a visitar a mamá y a Pablito. Hoy la tos se me ha puesto peor, la doctora Isis me mandó unas medicinas en la mañana que van a hacer que me sienta mejor.

Ya es de día, papá está dormido con el sombrero "pinta'o" en la cara; está roncando, tenía tiempo de no escucharlo roncar. Ya la diálisis debe estar acabando porque la máquina empezó a pitar. La enfermera que está saliendo de turno vino a apagarla y papá se despertó, asustado.

—Hola, papá.

—Hola, mi princesa. Voy a ir al baño y a comer algo. Regreso al rato, ¿está bien?

—Está bien.

Papá se levantó de la silla, se acomodó el sombrero y salió caminando. Ya el desayuno debe estar llegando y la doctora Isis también, siempre llega temprano.

Qué bueno es ver a papá, ojalá estuviera en la casa, ojalá no me hubiesen salido pepas en los riñones, todo fuera diferente, pero dice mamá que al mal tiempo buena cara y que hay que vivir con lo que nos toca vivir. Siempre me dice eso, pero yo, igual, prefiero estar en casa.

Papá llegó al rato con un cafecito en la mano y unos minutos después pasó la doctora Isis. Me revisó la panza y me escuchó los pulmones. Le explicó a papá que probablemente tengo una infección en el pulmón y que hoy viene el doctor especialista en infecciones a verme. La doctora Sabrina también llegó y saludó a papá, todos nos felicitan por el hermanito nuevo.

La doctora dice que lo más probable es que como hay "metástasis" al pulmón sea más propensa a agarrar infecciones. Papá no entendió nada y la doctora le tuvo que volver a explicar, yo tampoco entendí mucho, pero creo que más que papá.

A media mañana llegó un doctor alto, blanco, el color de cabello es medio amarillo y los ojos claros, tiene una bata blanca puesta. Me revisó y dice que me iban a poner unas medicinas especiales y que tenía que hablar con el doctor Flores para ajustar la diálisis por los medicamentos que me van a poner, que si los recibo bien y funcionan, la infección debe ceder en un par de días y la tos debe disminuir. Papá se quedó todo el día, no quiero que se vaya a la casa, pero pronto tiene que regresar.

Mamá salió hoy del hospital con Pablito y pasaron a verme para que lo conociera. Es lindo, lo pude cargar un rato pero se puso a llorar así que se lo devolví. Hoy se van a quedar donde la prima Inés.

—Amanda, tenemos que hablar contigo —me dijo papá—. Como acaba de nacer tu hermanito, me los voy a llevar a casa por un tiempo, creo que será como un mes para que mamá esté más cómoda. La tía Pachita vendrá de vez en cuando a verte; por favor, quédate tranquila, es un tiempo nada más y luego dejamos a Pablito con la tía Julia o ella viene a cuidarte. Acá mamá no cabe donde Inés, porque está Pachita y el otro cuarto lo tiene alquilado y con Isabel ahí no hay mucho espacio.

—¿Me voy a quedar sola?

—Sí, mi niña —dijo mamá—. Es solo por un tiempo. Las enfermeras tienen mi número y cualquier noticia nueva o importante dicen que me van a llamar, acabo de hablar con la doctora Isis y está enterada.

—No quiero que se vayan…

No pude evitar ponerme a llorar, no quiero quedarme sola, quiero ayudar a cuidar al hermanito. Deberían quedarse acá conmigo. Mamá y papá me abrazaron y se despidieron. Me quedé sola y no sé por cuánto tiempo. Ya no quiero estar aquí, no quiero estar enferma, ojalá me durmiera para siempre…

CAPÍTULO 18

Ya pasaron cinco semanas desde que mamá se fue, la extraño. La tía Pachita viene de vez en cuando a verme y a quedarse una que otra noche, dice que la Isabel da mucho trabajo, que no duerme toda la noche y que es llorona. Como la prima Inés trabaja, ella se queda de día cuidándola, pero que ahora que come la niña, ella le tiene que hacer las papillas y el resto de las cosas. Que prefiere estar en la casa, que pronto ya la deja sola y se va al pueblo.

La prima está consiguiendo una guardería cerca del trabajo, de esas que son del Gobierno y que no se pagan, para que ella se pueda ir; solo están esperando que esté un poquito más grande para ella irse tranquila y encargarse de los niños allá, que están con el tío Juan. Me dice que mamá la llamó hace dos días y le dijo que la semana que viene regresa a la capital y que la tía Julia se va a encargar de Pablito, que está enredada con la teta y que no sabe qué va a hacer con la leche porque está muy cara, que si no consiguen la plata para la lata de leche entonces la tía Julia viene a cuidarme unos días. Mi tos sigue, pero es menos que antes, dice la doctora Sabrina y los doctores de los pulmones que siempre voy a toser, pero no será tan constante. Esos doctores de los pulmones siempre andan como juntos y no me caen bien, casi no se sonríen, son muy serios y solo dan instrucciones, no dan ganas ni de abrazarlos.

Hace como una semana llegó la tía Julia, mamá no pudo venir porque no hay plata para la leche de Pablito, y como acá no hay donde dormir e instalarse, se tuvo que quedar en casa. La extraño, quiero ver sus trenzas, extraño que me bese la cabeza. Nunca más me creció pelito, tengo algunos mechones pero de pelo suavecito, no me puedo ni peinar porque no alcanzan los cabellos, a veces uso pañuelos, a veces gorras, pero me dan calor.

La tía Julia aún viste de negro, dice que va a llevar el luto por un año y todavía le falta un par de meses. Me cuenta que no le gusta estar sola en la noche porque siente al tío José en la casa, pero que sabe que es la imaginación, así que prefiere dormir en mi casa para estar acompañada. Se metió a unos cursos de hacer dulces en no sé qué lugar cerca del pueblo y que eran gratis, que con eso ha podido vender dulces y que le quedan muy sabrosos, vendió al caballo y se quedó con la yegua. Max e Iker siguen vivos, que ladran todo el día y la vez pasada atraparon una zorra que estaba matando a las gallinas.

Me gusta escuchar los cuentos de la tía Julia.

La tía Julia se fue hace como tres semanas, volví a estar sola, ya no quiero ni escuchar la radio, estoy aburrida, no puedo hacer muchas cosas. Acá es lo mismo de siempre, la diálisis, las muestras de sangre, radiografías, las pinchadas en la panza de vez en cuando. Hace rato no me siento feliz; estoy triste y no me gusta estar así, tengo dos días que no me quiero levantar de la cama. Hoy en la mañana sangré por la boca y por la nariz, y resulta que se me bajó algo que se llaman plaquetas y me están poniendo plasma y plaquetas por la vena. Parece que el catéter se tapó y no me han podido hacer la diálisis, me siento mareada, se me está nublando la vista, veo todo negro, no puedo escuchar nada…

Estoy en la sala de cuidados intermedios, dice la enfermera que convulsioné por algo que se llama acidosis, porque no me podían hacer la diálisis, que estuve por cinco días en intensivos y ayer me pasaron para acá, no me acuerdo de nada. Mañana me regresan a la sala. No me dijo nada de mamá ni de las tías, ¿será que no les avisaron? El doctor Flores vino a hablar conmigo, dice que las diálisis van a ser más y que debo ser fuerte, pero estoy cansada. No tengo mucha fuerza.

La sala está decorada de blanco, rojo y azul, es el mes de la patria, he visto poco a mamá, vino hace como un mes y estuvo por una semana. Dice que Pablito ya se voltea y que duerme bien. Me enseñó una foto y de verdad que se parece a mí. Se tuvo que regresar a la casa porque la tía Julia está enferma, dice que se le subió la presión y quedó en el hospital de David. Hoy volvieron a tomarme sangre. Son como las cinco de la tarde, la doctora esa de los ojos de color de la hierba seca está acá conmigo. A veces viene a evaluarme y se va rápido, ellos siempre están apurados, parece que tienen mucho trabajo.

—Amanda, ¿por qué ya no sonríes?

—No sé, no puedo.

—¿Te duele algo?

—No.

—¿Cómo está tu hermanito?

—Bien.

—¿Todavía bailas?

—No tengo fuerzas.

La doctora me escuchó el pulmón y me tocó la panza, se sentó a mi lado y me pregunto:

—¿Qué quieres para esta Navidad?

—Nada.

—¿Estás segura?

—Bueno, quiero pelo.

La doctora se puso roja y se tocó la cabeza, se despidió y se fue. Llegó la comida, pero siempre es la misma, ya no me gusta, ojalá trajeran mamones y dulce, eso sí me gusta.

Nada que viene mamá, ahora la sala está decorada de rojo, verde y blanco, ya se acerca la Navidad, pusieron un arbolito con lazos y unas bolas de colores; no me gusta, solo me gustan las luces, no me gusta la Navidad, lo que pedí el año pasado no se cumplió. Lo que me dijo Mario es mentira. ¿Qué será de Mario? Tengo meses que no lo veo, la última vez que lo vi tenía mucho cabello y me dijo que estaba curado, que solo tenía que venir a controles cada seis meses, ¡Qué suerte tiene Mario! Su mamá ya no lloraba, estaba feliz.

Ya casi es Navidad, creo que faltan como dos semanas; la tía Pachita vino hace poco y me dijo que mamá venía un poco antes de las fiestas a la capital. Ya Isabel camina y dice que está traviesa, pero la tía se regresó al pueblo. Legó la doctora Isis y con ella la doctora de los ojos de hierba seca con dos más.

—Amanda, ¿Cómo estás?

—Bien,

—La doctora Josefina me pidió permiso para llevarte a pasear hoy, ¿quieres ir?

—¿A pasear?

—Sí, dice que te tiene una sorpresa.

—Sí quiero.

Perfecto, dejaré los papeles firmados, se van como entre tres y tres y media de la tarde, cuando salga ella de turno.

¿Voy a ir a pasear? Tengo tiempo que no paseo, quiero ir. La doctora de los ojos color hierba seca se acercó y me dijo que creía que me iba a gustar la sorpresa. La mañana se pasó lenta, la enfermera me mandó a vestirme, pero con esta panza la ropa no me queda, así que me pusieron una camisa de esas que usan en el salón de operaciones un pantalón de pijama que me trajo la enfermera morena hace meses.

—Amanda, ¿estás lista?

—Sí.

La doctora agarró la silla de ruedas y caminé hacia ella para sentarme, la enfermera morena llamó al camillero para que me ayudara con la silla de ruedas y fuimos al estacionamiento. Me ayudaron a subirme al carro de la doctora, nunca me había subido en uno, siempre viajamos en bus o en taxi, es de color gris y los asientos son de tela suave, la silla de ruedas la pusieron en el baúl. Salimos del hospital y fuimos por una avenida que da al mar, qué lindo es ver el agua azul y los barcos a lo lejos.

—Amanda, ¿estás bien?

—Sí.

—Vamos a pasar a buscar a mi hermana que nos va a acompañar.

—Está bien.

Unos minutos después paramos en un edificio amarillo con chocolate, se subió en el asiento de adelante una muchacha muy parecida a la doctora, solo que esta tiene los ojos verdes como la hierba viva. Se volteó y me saludó.

—Hola, mi reina, soy Ivonne, te traje unas galletitas, espero que te gusten.

Las agarré, es un frasco con forma de Santa Claus, muy lindo. La hermana de la doctora está llorando, se le salen las lágrimas, ¿será que no le gusta que no tenga pelo? O puede ser que se siente mal como a mí me pasa a veces.

La doctora siguió manejando y paramos en un lugar de estacionamientos con un local con vidrios transparentes en la parte de afuera. Me ayudaron a subirme en la silla de ruedas y la hermana de la doctora dijo que venía después y se fue. Entramos al local y la doctora preguntó por alguien, la fueron a buscar. Hay personas sin pelo como yo, es como uno de esos lugares donde peinan a la gente. Se acercó una señora medio china con el pelo negro como el carbón y muy liso, saludó a la doctora amablemente.

—Tú debes ser Amanda.

Le dije que sí con la cabeza y me llevó frente a un espejo, sacó una peluca con pelo chocolate oscuro liso, y me dijo que me la iba a probar. Me la puso y parece que me queda bien.

—¿Te gusta? Déjame hacerle un corte especial para ti, ya verás que te va a gustar —dijo la señora que era medio china.

Sacó unas tijeras y empezó a cortar el pelo, al rato me dijo que ya estaba lista, me veo diferente, me gusta, siento que estoy sonriendo, hace rato que no sentía qué era sonreír; se siente bien.

—Amanda, te ves muy linda, ¿te gustó la sorpresa? —me preguntó la doctora.

—Sí.

—Te la quieres quitar o te la dejas puesta.

—Me la dejo.

—Perfecto, nos toca regresar al hospital, ya mi hermana está llegando y nos vamos.

La doctora se despidió de la señora medio china, le dio un abrazo y las gracias. En eso llegó la hermana de la doctora, colorada, creo que estaba llorando. Cuando me vio, sonrió y se le salían las lágrimas. La pobre la debe estar pasando mal, debe ser que le duele la cabeza.

—Quedaste muy linda, mi reina, te luce ese color de cabello.

—Gracias.

Subimos al carro nuevamente y la doctora dejó a su hermana en el mismo lugar donde la habíamos recogido, luego regresamos al hospital y me llevó en la silla de ruedas hasta la sala. Todos los que me conocen me saludan y dicen que me veo muy linda, no me acordaba qué se sentía tener cabello, me gusta tenerlo, aunque no sea mío. Voy a probar las galletitas que me dieron, son con chispitas de chocolate por dentro, están deliciosas, hoy me siento feliz, voy a dormir tranquila, estoy agotada, no me quiero quitar la peluca, mejor duermo con ella puesta.

CAPÍTULO 19

Ya se acerca la Navidad, parece que el deseo del año pasado sí se cumplió, me gusta mucho mi pelo nuevo, a veces me da calor, pero me gusta, hasta puedo peinarlo. La doctora Isis viene todos los días como siempre, excepto fines de semana. Sentí que alguien entró por la puerta, voy a ver quién es.

—¡Mamá!

—Amanda, ni niña, ¿Cómo estás?

Mamá corrió a abrazarme y me dio un beso en la cabeza, yo no quiero dejar de abrazarla.

— ¿Y ese pelo? ¡Qué linda te ves!

—Me regalaron esta peluca hace como dos semanas, ¿te gusta?

— Sí. Me gusta mucho, ¡te ves muy bien!

— ¿Y Pablito?

—Grande y guapo como tú, está con la tía Julia hasta que

regresemos. Ya ella está mejor.

— ¿Y Pedro?

—Ya casi del alto de tu papá, le va muy bien en la escuela, es cuadro de honor.

En eso llegó la doctora Isis, saludó a mamá y se quedaron hablando. Luego de un rato la doctora le dijo que después de la diálisis de hoy, que acaba mañana en la mañana, puedo ir a pasar Navidad a mi casa y regresar en máximo cuatro días. Que si le asegura que volvemos, ella nos da permiso para ir. Mamá se puso feliz y dijo que estaba perfecto, que ella lo promete. Papá está en la casa de la prima Inés hasta la hora de visita, dice mamá que lo va a llamar para ver qué dice y si nos vamos a la casa a pasar la Navidad. Ojalá que sí quieran, ¡quiero estar en casa, aunque sea unos días!

—Me avisa señora Mina, a Amanda le va a caer muy bien estar por allá. Está cansada de estar en el hospital y un aire diferente le asentará positivamente; ella está triste, ya casi no sonríe. Avíseme antes de las doce del mediodía para dejar los papeles listos y firmados.

—Muchas gracias doctora Isis, llamo a Vitolio y le aviso en un ratito.

Mamá me dijo que iba a llamar a papá a ver si podíamos ir a casa mañana, ojalá diga que sí, quiero ver a Pedro, quiero estar en la quebradita y aunque sea meter los pies. Quiero jugar con Iker. Mamá se fue como por media hora y regresó muy contenta. Papá le dijo que sí podíamos ir a casa mañana todos juntos, nos vamos apenas acabe la diálisis en la mañana. Me voy a llevar mi peluca para que Pedro me vea linda.

Aún papá no me ha visto. Para esta Navidad no quiero nada, solo quiero estar allá y dormir en mi camita.

Mamá está lista, ayer dejó a Pablito con papá y ella durmió conmigo en el hospital. Tiene todo listo, dice que nos vamos a encontrar en la terminal de buses y de ahí nos vamos juntos, a mí me prestaron la silla de ruedas para que esté más cómoda. No tengo mucha ropa porque con la panza que tengo no me quedan los pantalones, las camisas me quedan grandes porque arriba estoy muy flaca, ya tengo mi pelito nuevo puesto, voy a llevarme a Lucecita. La máquina de diálisis empezó a pitar, son como las seis y cuarto de la mañana, la enfermera de turno se acercó y la vino a apagar, miss Yoli vino ayer en la tarde y le dijo a mamá de cosas que debe estar pendiente, que si me aparece algo de lo que ella dice me tienen que llevar al hospital más cercano.

Ya estamos en la terminal; yo en la silla de ruedas, papá es el que la empuja, mamá carga a Pablito, la prima Inés viene con Isabel, está linda, ya camina y no se porta muy bien que digamos, Pablito solo come, duerme y se ríe, es juguetón, le gustó Lucecita, así que la tiene con él y se está comiendo una de sus manos. Dice mamá que es que le pica la encía porque vienen los dientes.

El camino se me ha hecho largo, no recuerdo que viviéramos tan lejos, hace frío en el bus, mamá me puso un abrigo de ella y la pañoleta rosada en la cabeza, mamá me había quitado la peluca porque me estaba dando picazón, estamos sentados como a la mitad del bus. Vamos por Santiago, dice papá que ya falta menos, pero siento que han pasado muchas horas, debe ser que quiero llegar ya, tal vez si duermo se pasa el tiempo más rápido.

—Amanda, cariño, llegamos.

La prima me despertó, estamos en David, hay que agarrar el otro bus que nos deja en Gualaca, Papá me cargó para bajarme del bus y sentarme en la silla de ruedas hasta que llegue la chiva, mamá le da teta a Pablito, Isabel está dormida. Al rato llegó la chiva y nos subimos, quiero llegar rápido, por suerte es más cerca, quiero ver a Pedro.

Estamos llegando, estamos todos despiertos menos Pablito que duerme en los brazos de mamá. Ya papá me está bajando en sus brazos, Pedro nos está esperando, cuando nos vio salió corriendo hacia acá, anda con los dos primos, está muy alto, casi me tira debajo de la silla, me da un abrazo muy fuerte.

—Amanda, ¡qué bueno verte, hermanita!

—Pedro, qué alegría, te he extrañado tanto…

Pedro no me deja hablar, me da muchos abrazos y saluda a todos, los primos se ríen de él, ayudan a Inés con Isabel y las maletas de todos.

Vamos a parar en la casa de la tía Pachita. Qué bien se siente estar todos juntos. Pero creo que el bus se movía demasiado porque estoy revuelta…

—Amanda, mi niña, quédate tranquila.

"Gomité" el portal, pobre tía Pachita. Le preguntó a mamá si me podía dar un té y dice mamá que mejor agua fresca y poca, porque no puedo tomar muchos líquidos. Me siento mejor. La yegua de la tía Julia está amarrada al portal, papá subió a mamá y a Pablito y a mí atrás de ella, papá y Pedro van caminando, vamos a la casa. Nos despedimos de todos, Nunca habíamos estado los cinco juntos, estoy cansada, siento como si hubiese jugado todo el día, tengo ganas de dormir.

Llegamos a la casa, está igualita, tenía tiempo que no la veía, aunque es de noche las luces de afuera la alumbran bien, papá me cargó y me acostó en la cama, mañana me vuelvo a poner la peluca. Papá me dio un beso y mamá también, Pablito duerme, Pedro lleva a la yegua a casa de la tía Julia, hoy se va a quedar a dormir allá con ella y mañana vuelve.

¿Está cantando un gallo? El canto es diferente, no es el de siempre. Miro alrededor y veo a mamá dándole teta a Pablito, cuando me vio despierta me sonrió y se fue a la cocina luego de darme un beso.

—¿Qué quieres comer Amanda? Hay tortillitas y queso, ¿quieres?

—Sí.

—¿Puedes caminar hasta acá o prefieres usar la silla de ruedas?

—Trato de caminar.

La cocina está si acaso a quince pasos de mi cama, si me agarro de algo creo que puedo, mamá puso a Pablito en un petate y vino a ayudarme, me dio la mano y llegamos a la mesa. Dice que no puedo comer mucho queso porque es salado y no me dejan comer cosas con sal, pero dice que un poquito no me va a hacer daño. Está delicioso, las tortillas generalmente las hace la tía Pachita con el maíz que papá le manda y luego nos las da hechas.

—Mamá, ¿ese es otro gallo?

—Sí, Amanda, papá consiguió otro, pero este canta más fuerte, es más joven y tiene a todas las gallinas dando huevos.

—Quiero verlo.

—Apenas acabemos te llevo atrás de la casa para que lo veas. Iker está por ahí también. No te he contado, pero Max murió, lo mordió otro perro y se le infectó la herida y papá lo tuvo que mandar a matar porque estaba sufriendo, ya no podía caminar.

—¿Papá lo mato?

—Bueno, Amanda, estaba casi muerto.

Mamá me cambió el tema de conversación y se levantó de la mesa, agarró a Pablito que se había quedado dormido en el petate y lo puso en la hamaca en el patio. Me ayudó a caminar hasta el patio y me acostó en la otra hamaca.

—¿Estás bien ahí?

— Sí.

Mamá silbó y veo a Iker venir corriendo, me está oliendo los pies y me da mucha risa, salió corriendo con mi chancleta en el hocico y está dando vueltas alrededor de mí.

—Está contento de verte, Amanda, te reconoció.

Iker me hala la falda que tengo puesta, creo que quiere que vaya a jugar con él, pero no puedo. Mamá me dio una ramita de árbol para que se la lance y él la vaya a buscar. Qué divertido, Iker la busca todas las veces que se la lanzo y viene meneando su cola larga.

—Mamá, quiero ir a la quebradita.

—Apenas llegue Pedro de machetear, le digo que te lleve, ¿te parece?

—Sí.

Mamá se puso a limpiar la casa mientras Pablito duerme, veo venir a la tía Julia caminando desde su casa. Está delgada y viste de negro. Cuando me vio sentada en la hamaca, me saludó con la mano y aceleró el paso.

—Amanda, mi niña bella, ¿cómo estás?

—Bien.

—¡Qué alegría tenerte acá! Esta Navidad será diferente, ya verás. Vine a ayudar a Mina a preparar la cena para la noche. Tu papá debe estar llegando con Pedro, porque hoy salen temprano.

La tía Julia entró a la casa y me quedé sola en el patio, en la hamaca, me recosté porque ya me molesta la espalda de estar sentada, me gusta mecerme. Voy a dormir un rato, hay una brisa rica, de esas que mamá le llama brisa navideña.

Escucho la voz de Pedro y de papá; cuando abro los ojos están arreglando unas cajas casi al lado mío.

—Hola, mi reina —dijo papá.

—Hola, papá.

—Dice tu mamá que quieres ir a la quebradita; Pedro y yo te vamos a llevar cargada, ¿quieres ir?

—¡Claro que sí!

—Vamos entonces.

Papá me cargó y Pedro iba a nuestro lado con el petate de Pablito en la mano, lo pusieron al lado de la quebradita, bajo un árbol de mango que siempre ha estado ahí. Papá me sentó en el petate y nos pusimos a conversar de Iker, de los gallos, de la escuela de Pedro, de Pablito y de otras cosas más.

—Papá, ¿me puedes meter los pies en el agua?

—¿Estás segura?

—Sí.

Pedro me quitó las chancletas y por un brazo papá me tiene agarrada y por el otro Pedro, hay una corriente ligera y me gusta, creo que así mismo la recordaba. Me gusta estar aquí. ¿Y si no vuelvo al hospital? ¿Qué pasa si me quedo aquí? Dice mamá que debemos volver porque hay que hacer la diálisis en dos días, pero yo no quiero ir.

—Amanda, ¿qué te pasa? ¿No te gusta? —preguntó papá.

—No quiero regresar al hospital, me quiero quedar aquí.

—Amanda, hay que volver.

—¿Y si no vamos más?

Papá se quedó callado y Pedro solo lo miraba a ver qué iba a decir, yo sé que si no volvemos me voy a morir, pero nadie nunca me habla de la muerte, a nadie le gusta hablar de eso. Morir no debe ser tan malo, el tío José está en el cielo y Max también. No sé si estarán juntos o si son cielos diferentes, pero si ellos están y no han vuelto, debe ser bonito.

—Papá, no me importa morirme.

—¡Amanda! Por favor, no digas eso, no te vas a morir.

—Sí va a pasar, papá, lo sé.

Papá me cargó de retorno y mandó a Pedro a recoger el petate, me lleva abrazada y tiene lágrimas en los ojos. Papá nunca llora, pero está llorando, Pedro tiene la cara colorada, pero debe ser por el calor.

—Papá, no llores, yo estaré bien aquí o en el cielo.

Papá me sigue abrazando muy fuerte, regreso a sentarme en la hamaca y papá le dice a Pedro que se quede conmigo; él fue a buscar a mamá que prepara la cena con la tía Julia.

CAPÍTULO 20

Ya son casi las seis de la tarde, la cena de Navidad es en mi casa. Pronto deben estar llegando los demás. Ahora mismo está mamá, papá, Pedro, Pablito y la tía Julia. Falta la tía Pachita y el tío Juan, Inés, Isabel y los primos. A ellos les toca traer los bollos, el arroz blanco y los plátanos en tentación. La tía Julia y mamá prepararon gallina asada, de las del patio; la tía Julia hizo un volteado de piña y papá se está encargando de las cosas de tomar. Le dijo al tío Juan que trajera hielo. Pablito está aprendiendo a gatear y se arrodilla como si se quisiera parar, hace rato se resbaló y se golpeó la cabeza, pero mamá lo cargó y se puso a reír, ¡qué lindo es!

Estoy un poco revuelta, pero si le digo a mamá o a papá seguro me quieren llevar al hospital y yo no me quiero ir, quiero pasar Navidad aquí. Tengo que pensar el regalo que quiero, pero la verdad no se me ocurre nada. Pedro me está ayudando a ponerme la peluca, pero antes se la puso y se ve muy gracioso. Está bailando con ella puesta y no puedo parar de reír, ¡qué divertido es Pedro!

Ya escucho llegar a los demás, se quedaron en la cocina y los primos vinieron a saludar a papá y quedaron jugando con el balón de futbol, con Pedro. Yo estoy acostada en la hamaca, me gusta, es roja con rayitas azules y amarillas. Me siento bien en ella. Siempre ha estado aquí, dice papá que todos hemos dormido aquí desde bebés.

Estoy mareada, voy a tratar de dormir un rato a ver si se me pasa, todo me da vueltas.

—Amanda, ¿te sientes bien? —me preguntó mamá.

—Más o menos.

—Estás pálida, ¿qué te sientes?

—Estoy mareada.

—Déjame llevarte a tu cama para que descanses.

Mamá le pidió a Pedro que me lleve a mi cama, pero papá vino y me llevó él.

—Gracias, papá.

—Descansa, mi niña, te aviso cuando vayamos a comer.

—Amanda, despierta, ya vamos a cenar.

Trato de abrir los ojos y no puedo, me pesan demasiado, veo algo borroso. Pude abrir los ojos y veo a Pedro sentado a mi lado sobándome la cabeza, tengo la peluca puesta, así que no se siente mucho, me la quito. Me está dando calor.

—Amanda, ya es hora de cenar, ¿quieres que te lleve?

—Sí.

—Vamos, ¿te cargo o te llevo en la silla?

—En la silla.

Pedro me ayudó a sentarme en la silla de ruedas y vamos hasta donde están los demás. Iker me sintió y se puso a dar vueltas alrededor de la silla, me gusta que haga eso, me divierte, ahora como que se cansó y se echó a mis pies. Mamá me trajo un platito de gallina y arroz, pero no tengo hambre y si le digo a mamá que no quiero se va a enojar conmigo, mejor le doy la gallina a Iker, él feliz se la come. Mamá se acercó y me dijo que aunque sea probara la comida, que ya Iker estaba lleno. No me quedó otra que probarla, pero solo un poco, sigo algo revuelta.

La fiesta está linda, todos están felices, hay un regalo para cada niño, incluyendo a la prima Inés, que ya no es niña. Los compraron entre los adultos. Van a llamar uno por uno, mamá preparó un espacio en la mesa y puso los regalos, la tía Julia los va a entregar. Primero llamaron a Beby y a Poli, a cada uno les dieron un balón de fútbol, dice la tía para que no peleen. A Pedro le dieron una gorra roja, dice que le gusta y se la ha puesto ya, a Pablito un carrito de juguete azul y lo lanzo lejos y luego lo fue a buscar gateando, a Isabel una muñeca rubia con un trajecito rosado, a la prima Inés le dieron unos aretes, dice que están bonitos. Falto yo y no hay más regalos en la mesa, todos me están mirando y no sé qué tengo que hacer.

Papá se levantó del puesto de donde estaba sentado y fue con la tía Julia, sacó una caja grande detrás de la mesa.

—Amanda, mi niña linda, no sabíamos qué regalarte, queremos darte algo que realmente te guste, se nos hizo muy difícil pensarlo, porque has pasado un año complicado. Así que decidimos darte esto, ojalá te encante.

Papá viene caminando hacia donde yo estoy, mamá atrás de él, me entregaron una caja grande con un papel rojo y verde, el lazo es dorado.

—Ábrelo, mi niña —dijo papá.

No quiero romper el papel porque se ve lindo el regalo, pero como quiero saber qué es, mejor lo abro. Traté de no romperlo, pero es más divertido si lo rompo, la caja de adentro es de color chocolate, hay una hamaca turquesa y reconozco mi nombre en letras blancas.

—Es para que descanses todo lo que quieras Amanda, hay una pequeñita adentro también para que pongas a tus muñecas junto a ti. ¿Te gusta?

—Mucho, gracias. ¿Me la puedes guindar ya?

—Claro que sí, mi niña, enseguida.

El tío Juan me cargó y papá quitó la que estaba puesta y puso la mía. Es realmente bonita, mamá fue a buscar mis muñecas y las pusieron junto a mí. Tengo sueño, me ha gustado mucho el regalo que me dieron, creo que lo que necesito es descansar de verdad. Voy a dormir un rato.

Mamá me dio un beso en la frente y fue a ver a Pablito, Pedro juega al futbol con los primos, Isabel se está quedando dormida como yo. Iker está debajo de la hamaca como si me cuidara. Estoy muy mareada y revuelta, a lo lejos veo unos niños jugando con una luz que los alumbra, están felices corriendo. Me hacen señas de que vaya a jugar con ellos a la quebradita, pero estoy cansada y quiero dormir. No los conozco, aunque uno me parece conocido, no sé de dónde.

—Amanda, despierta…

La voz de mamá entra a mi cabeza, pero está como lejos, insiste en llamarme, pero no me puedo mover, me pesa todo el cuerpo. Tengo frío.

—Amanda, mi reina.

Ahora es la voz de papa, al lado debe estar Pedro, porque lo escucho llorando, ¿Qué le pasará? Se debe haber golpeado jugando al futbol.

—Amanda, mi reina, no te vayas.

¿Para dónde me voy a ir si no me puedo ni despertar bien? Papá debe estar confundido. Mamá dice que nos tenemos que ir al hospital urgente y papá dice que no, que ya me dejen en paz. ¿Es hora de irse al hospital? ¿Tan temprano? Quiero dormir un rato más.

—Mina, mejor que se vaya con nosotros aquí con ella, me lo pidió ayer.

—No quiero Vitolio, no quiero que se vaya, la necesito.

—Yo también pero ya está cansada de pelear y luchar, ¿no la ves? Mejor que esté con nosotros, no creo ni que llegue al hospital. Pedro, trae otra manta, debe tener frío.

Siento que mamá me abraza y me soba la cabeza, me dice que me ama mucho y que la perdone por no haber podido hacer nada para curarme. No sé por qué me dice eso, si ella trató de hacer todo lo que los doctores le decían. Iker está ladrando mucho.

Veo a los niños otra vez, el día parece estar soleado, están felices jugando, atrás está el tío José sonriéndome y me extiende la mano, me dice algo como que no tenga miedo, pero no estoy asustada, me siento bien. Ya reconozco al niño, es aquel que no se sonreía en el hospital y que nunca más vi, pero está sonreído ahora, se le ve contento. ¿Max? Veo a Max, está corriendo hacia mí y hace como si quisiera que fuera a ver algo. Veo al tío José camina hacia mí, la luz del sol está más intensa. Siento que me estoy levantando de la cama sin dificultad, mi ropa es brillante, qué bonita, tengo unas trenzas puestas como las que me hacía mamá antes de que se me cayera el cabello.

—Mamá, papá, Pedro, los amo con todo mi corazón, voy a ir a jugar a la quebradita con el tío, con Max y los niños.

Escucho a mamá y a papá llorando y me dicen que me aman, Pedro me trata de abrazar, pero ya voy caminando con el tío José que me está dando un abrazo fuerte. Adiós, mamá y papá, adiós mi hermanito querido, los quiero, los amo y gracias por dejarme ir a jugar.

El tío me lleva de su mano y Max corre alrededor de mí, los niños me esperan en la quebradita, hay bolas de colores y música, está sonando la Macarena, vamos todos a bailar.

www.ingramcontent.com/pod-product-compliance
Lightning Source LLC
Chambersburg PA
CBHW031042160726
47991CB00005B/1992